Kaustubh Thakare
Priti Charde
Manohar Bhongade

Aplicações do fator de crescimento derivado de plaquetas em periodontologia

Kaustubh Thakare
Priti Charde
Manohar Bhongade

Aplicações do fator de crescimento derivado de plaquetas em periodontologia

Publisher:
Sciencia Scripts
is a trademark of
Dodo Books Indian Ocean Ltd. and OmniScriptum S.R.L publishing group

120 High Road, East Finchley, London, N2 9ED, United Kingdom
Str. Armeneasca 28/1, office 1, Chisinau MD-2012, Republic of Moldova, Europe
Printed at: see last page
ISBN: 978-620-7-89000-2

Agradecimentos

Ao apresentar este manuscrito, aproveito esta excelente oportunidade para agradecer todos os conselhos e ajuda que recebi de todos os quadrantes.

É com orgulho que exprimo a minha sincera gratidão ao meu estimado e venerado professor e guia, Dr. M L Bhongade, M.D.S. (Periodontia), pela sua iniciação, avaliação crítica, conselhos amorosos, encorajamento atempado, atenção meticulosa e supervisão constante que me permitiram ver a luz de hoje.

Gostaria de agradecer aos meus pais, Dr. Suresh B. Thakare e Sra. Usha, pelo seu amor incondicional, sacrifício e apoio ao longo do meu percurso. Agradeço também ao meu irmão, Dr. Indranil, e à minha cunhada, Dra. Anjali, pelo seu apoio e encorajamento. Agradeço igualmente à minha mulher, Dra. Ketki, à minha filha Reva e aos membros da minha família pelas suas bênçãos.

Gostaria de aproveitar esta oportunidade para agradecer à minha amiga e companheira na redação desta revista, a Dra. Priti, pela sua ajuda em todos os aspectos deste livro.

*Dedico este trabalho ao meu falecido avô, **Sr. Bhausaheb Thakare,** à minha falecida **avó, Sra. Krishnatai,** e ao meu falecido amigo, **Dr. Nilesh R. Pillai.***

Por último, gostaria de agradecer ao Todo-Poderoso por me ter acompanhado ao longo deste percurso.

Kaustubh S. Thakare.

Índice

Capítulo 1	3
Capítulo 2	5
Capítulo 3	7
Capítulo 4	11
Capítulo 5	43

1 Introdução

[1,2]Devido às diferenças na capacidade de cicatrização dos tecidos periodontais, a regeneração completa do periodonto após a terapia convencional tem sido difícil de alcançar tanto em animais como em humanos. [4]As principais causas de insucesso da terapia regenerativa periodontal incluem a cárie do epitélio juncional ao longo da superfície radicular desnudada [3], a reabsorção radicular e a anquilose entre o osso alveolar e as raízes desprotegidas pelo ligamento periodontal (PDL) e pelo cemento [5]. [6]A formação tardia de um novo PDL parece ser um fator crítico de insucesso e a rápida reparação do PDL tem sido, por isso, considerada o passo mais importante para uma regeneração periodontal bem sucedida [7]. [810]Para induzir a repopulação selectiva de fibroblastos da PDL, foi introduzida a terapia de regeneração tecidular guiada (GTR), que demonstrou melhorar a regeneração periodontal tanto em animais [9] como em humanos. No entanto, esta terapia tem uma eficácia limitada na regeneração periodontal de defeitos particularmente grandes.

Recentemente, têm sido utilizados factores de crescimento para promover a regeneração dos tecidos de suporte após a doença periodontal. O fator de crescimento que tem recebido mais atenção na cicatrização de tecidos duros e moles é o fator de crescimento derivado das plaquetas (PDGF). Desde o relatório original que demonstrou a regeneração periodontal in vivo através da aplicação de PDGF no final dos anos 80, foram publicados cerca de 100 estudos sobre os efeitos do PDGF nas células LDP e do osso alveolar e na regeneração periodontal em animais e humanos.

[11]Entre os factores-chave envolvidos na regeneração periodontal, a presença de um suporte ideal desempenha um papel fundamental. Por conseguinte, o desenvolvimento de um scaffold ideal de PDGF que forneça um scaffold osteocondutor para células

mesenquimais indiferenciadas poderia aumentar consideravelmente a sua aplicação na terapia periodontal. Devido à sua biocompatibilidade e osteocondutividade, vários biomateriais à base de fosfato de cálcio têm sido desenvolvidos como substitutos ósseos. Entre estes materiais, o fosfato beta-tricálcico (p-TCP) demonstrou ter uma boa biocompatibilidade e osteocondutividade tanto em animais como em humanos. Por este motivo, vários investigadores tentaram aplicar o p-TCP no tratamento de defeitos periodontais como um suporte com diferentes agentes regenerativos para a regeneração periodontal.

Como a eficácia do gel de PDGF em combinação com 0-TCP como suporte para a regeneração periodontal em defeitos infra-ósseos humanos é o foco do presente estudo, foi revista a literatura atual relacionada com a regeneração periodontal em diferentes tipos de defeitos periodontais utilizando PDGF e a eficácia do 0-TCP como suporte com diferentes agentes regenerativos.

2 Factores de crescimento :

Os factores de crescimento, tal como as hormonas, regulam a atividade celular 12. No entanto, esta regulação ocorre ao nível de célula para célula, ao contrário das hormonas, que têm uma esfera de influência sistémica muito mais vasta. Os factores de crescimento são péptidos (sequências curtas de aminoácidos) que transmitem geralmente sinais entre as células, modulando assim a sua atividade. Foram descobertos no início dos anos 60 como estimulantes do crescimento em culturas de tecidos. É agora claro que os factores de crescimento desempenham um papel global na modulação do crescimento e desenvolvimento dos tecidos. Os factores de crescimento têm uma semi-vida muito curta e são segregados em quantidades muito pequenas. [12,13]Um fator de crescimento modifica o comportamento celular a concentrações muito baixas e actua a uma curta distância, geralmente de micrómetros ou milímetros.

Em determinadas situações, as células podem sintetizar factores de crescimento que não são efetivamente libertados do seu citoplasma, permanecendo as moléculas intracelulares. Estes factores de crescimento podem atuar diretamente nos organelos intracelulares, como o aparelho de Golgi. Noutras situações, os factores de crescimento não podem ser segregados, mas são expressos na membrana plasmática da célula para interagir com as células adjacentes. Outros factores de crescimento são segregados e ligam-se à matriz extracelular, por exemplo, a moléculas semelhantes à heparina na lâmina basal, onde podem ser activados e libertados para o fluido intersticial, [12]moléculas bem estabelecidas que são agora geralmente consideradas como factores de crescimento incluem - o fator de crescimento transformador P (TGF-P), o fator de crescimento derivado das plaquetas (PDGF), o fator de crescimento endotelial vascular (VEGF), o fator de crescimento do tecido conjuntivo (CTGF), o fator de crescimento epidérmico (EGF), o fator de crescimento

dos fibroblastos (FGF) e o fator de crescimento semelhante à insulina (IGF).

3 Modo de ação do fator de crescimento :

[12,13]Os factores de crescimento regulam a atividade celular através de uma série de mecanismos. O seu efeito consiste em modificar e, geralmente, estimular a proliferação, a diferenciação ou a migração das células. É importante notar que todos estes fenómenos podem ocorrer simultaneamente e em diferentes tecidos, onde os efeitos podem ser diferentes, dependendo das condições.

1. Atividade mitogénica -

Este foi um dos primeiros mecanismos descobertos para a ação dos factores de crescimento, uma vez que, em determinadas concentrações, os factores de crescimento aumentam consideravelmente a taxa de renovação celular. [14]Propõe-se que a mitose seja estimulada por muitos factores de crescimento através de mensageiros intracelulares secundários. [14]Estes mensageiros (por exemplo, a fosfodiesterase, o diacilglicerol e a c-quinase) podem aumentar os iões de cálcio e o pH intracelulares, estimulando a síntese de ADN e conduzindo à mitose O fator de crescimento derivado das plaquetas (PDGF) e o fator de crescimento epitelial (EGF) são factores de crescimento típicos que estimulam a mitose através da regulação do cálcio e do pH intracelulares.

2. Diferenciação celular -

Outros factores de crescimento estimulam a diferenciação celular e inibem a mitose. O TGF-0 é um exemplo clássico. [15]Pensa-se que pelo menos um dos factores de crescimento da família TGF-0 pode inibir a atividade da tirosina quinase, um importante mensageiro secundário intracelular. [15]Foi também levantada a hipótese de que outras vias intracelulares novas, ainda não descobertas, podem também regular a diferenciação celular. Ao estimular a diferenciação de determinadas células, o TGF-0 desempenha também um papel importante na regulação da síntese da matriz extracelular. Foi igualmente demonstrado que o TGF-0 aumenta a formação dos componentes da matriz extracelular: colagénio, fibronectina, elastina e glicosaminoglicanos [15].

3. Migração celular -

A migração celular é uma atividade celular extremamente complexa. A interação precisa entre substâncias extracelulares, factores de crescimento e eventos intracelulares é importante no processo global de migração. Muitos factores de crescimento influenciam a migração celular. [1]Por exemplo, o dímero BB do PDGF actua como um quimioatractor para as células do músculo liso vascular na formação de lesões ateroscleróticas. Curiosamente, estudos embriológicos utilizando células transgénicas de pinto in vivo mostraram que o FGF também actua como um quimioatractor para os precursores das células musculares [16]. O NGF não estimula a divisão celular mas induz os neurónios a emitir pseudópodes e a migrar [14].

4. Regulação dos genes -

Os factores de crescimento que regulam a mitose e a diferenciação regulam claramente a atividade dos genes. Sabe-se agora que os factores de crescimento actuam através de vias intracelulares altamente complexas para regular o pH intracelular e o cálcio, influenciando assim a atividade dos genes. O fator de crescimento semelhante à insulina 2 (IGF-2), o NGF e o PDGF são exemplos de factores que regulam os genes [17].

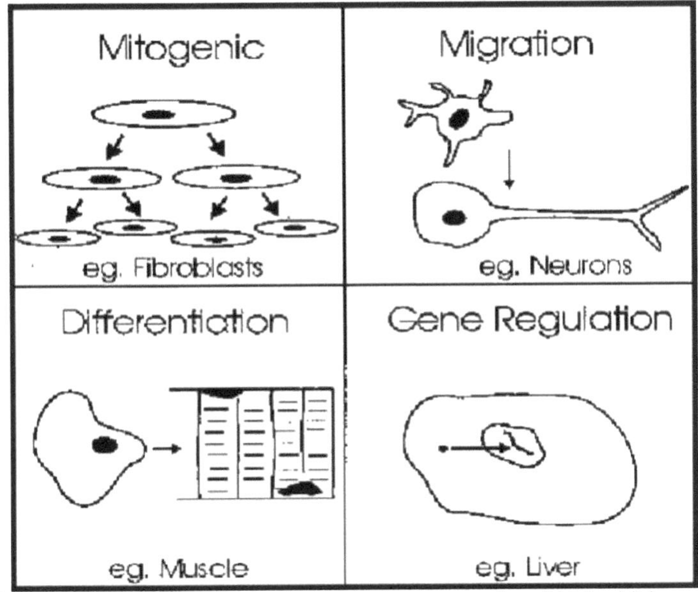

(Os factores de crescimento podem atuar de diferentes formas para regular a atividade celular)

Receptores :

A ativação de um recetor por um fator de crescimento desencadeia uma cascata de alterações bioquímicas intracelulares. No entanto, a transdução do estímulo do fator de crescimento para produzir estas alterações é complexa e mal compreendida. É evidente que os mensageiros secundários desempenham um papel estratégico na regulação da ativação do fator de crescimento. [18]Um exemplo típico da complexidade deste sistema é a cascata molecular das proteínas G . Tal como os recetores, as proteínas G estão ligadas à membrana. Quando o fator de crescimento se liga ao seu recetor, as alterações conformacionais no complexo ligado conduzem a um aumento significativo da afinidade do complexo pela proteína G. A proteína G liga-se a uma área específica da membrana. A proteína G liga-se num arranjo estrutural específico ao complexo recetor do fator de crescimento, resultando na libertação de GDP da proteína G e na subsequente ligação de GTP à proteína G. A proteína G é então dividida em duas partes: uma em forma de GTP e outra em forma de GTP. A proteína G é então dividida em duas partes, uma parte proteína G e uma parte proteína G. A proteína G divide-se então numa subunidade alfa (com o GTP ligado) e numa subunidade beta-gama. As duas subunidades da proteína G activada (alfa e beta-gama) influenciam diretamente muitas enzimas intracelulares que regulam a atividade celular. Por exemplo, a subunidade alfa pode aumentar a atividade da adenilato ciclase, uma enzima chave na regulação dos níveis de AMP cíclico e, por conseguinte, na regulação da mitose. O papel da subunidade beta-gama ainda é controverso, mas muitos acreditam que pode atuar da mesma forma que a subunidade alfa. Alguns acreditam que regula a atividade da subunidade alfa, enquanto outros consideram que regula a atividade dos canais iónicos.

As proteínas G não são o único mecanismo através do qual os factores de crescimento estimulam eventos intracelulares. Outros sistemas de mensageiros secundários, como os ligados à enzima tirosina quinase, modificam a atividade intracelular quando estimulados por um fator de crescimento [18]. A nossa compreensão dos eventos intracelulares desencadeados pelos factores de crescimento está longe de estar completa.

4   REGENERAÇÃO   PERIODONTAL   UTILIZANDO   FACTORES   DE CRESCIMENTO DERIVADOS DE PLAQUETAS (PDGF) :

Os factores de crescimento são moléculas sinalizadoras que têm recebido muita atenção nos campos periodontal e craniomaxilofacial, uma vez que os clínicos continuam a procurar um material "pronto a usar" que possa substituir e/ou melhorar os auto-enxertos e proporcionar resultados melhores e mais consistentes do que os actuais suportes e matrizes ósseas. Os factores de crescimento são mitogénicos (proliferativos), quimiotácticos (estimulam a migração celular dirigida) e angiogénicos (estimulam a formação de novos vasos sanguíneos). Por conseguinte, parecem desempenhar um papel essencial no processo de cicatrização. O fator de crescimento que tem recebido mais atenção na cicatrização de tecidos duros e moles é o fator de crescimento derivado das plaquetas (PDGF). O PDGF é a "hormona" natural da cicatrização de feridas. É produzido naturalmente pelo organismo nos locais de lesão dos tecidos moles (gengiva e pele) e dos ossos.

O fator de crescimento derivado das plaquetas (PDGF) é uma molécula dimérica de 30 kDa composta por homo e heterodímeros de cadeias polipeptídicas A e B ligadas por dissulfureto. Os genes das cadeias A e B do PDGF estão localizados nos cromossomas 7 e 22, respetivamente [19]. As partes maduras das cadeias A e B do PDGF têm 100 resíduos de aminoácidos de comprimento, contêm um motivo caraterístico de 8 resíduos de cisteína e têm 60% de identidade de sequência de aminoácidos. [20]Oito resíduos de cisteína são perfeitamente conservados entre as duas cadeias.

Existem três tipos conhecidos (isoformas) de PDGF: AA, BB e AB, cada um com uma estrutura diferente. Da mesma forma, existem três receptores diferentes para estas isoformas. [70]Aproximadamente 70% do PDGF purificado a partir de plaquetas humanas é PDGF- AB e o restante é principalmente PDGF-BB . [2]Recentemente, foram também descobertos dois novos ligandos do PDGF -C e -D 1. Os genes humanos do PDGF-C e do PDGF-D estão localizados nos cromossomas 4q32 e 11q22, respetivamente (Uutela et al. 2001). [22]O PDGF-C e o PDGF-D são polipéptidos com 345 e 370 resíduos de aminoácidos, respetivamente, com um padrão altamente conservado de oito resíduos de cisteína. Partilham uma homologia global de 43%. [23]Os PDGFs são estruturalmente semelhantes à família do fator de crescimento endotelial vascular (VEGF). O PDGF é libertado por muitas células, incluindo macrófagos, músculo liso vascular e endotélio. O PDGF estimula a proliferação e a migração de muitos tipos de células, incluindo os fibroblastos e as células musculares lisas [24]. Vários tipos diferentes de células expressam o PDGF, mais frequentemente as cadeias polipeptídicas A e B. No entanto, sabe-se menos sobre quais os tipos de células que sintetizam as cadeias C e D, recentemente descobertas.

Um dos primeiros passos na cicatrização de uma lesão vascular é a formação de um coágulo com a aglutinação e degranulação das plaquetas para produzir um "trombo branco". A libertação de PDGF pelas plaquetas atrai as células endoteliais e as células musculares lisas para a lesão e este fator de crescimento estimula a sua proliferação [25].

Foi proposto que as células musculares lisas arteriais libertam PDGF e são assim capazes de modular a sua própria atividade mitogénica. Inicialmente, as células musculares lisas transformam-se num fenótipo sintético (caracterizado por um aumento do retículo endoplasmático rugoso), com a expressão de receptores de PDGF na superfície celular e a indução da produção de PDGF. Após a estimulação destes receptores por PDGF exógeno, as células começam a proliferar e a sintetizar uma proteína PDGF-like [26]. Esta proteína liga-se a receptores na célula activada que produz a proteína (secreção autócrina) ou a receptores em células musculares adjacentes (secreção parácrina), estimulando ainda mais a mitose. Eventualmente, os transcritos são degradados e a estimulação cessa. A atividade proliferativa das células musculares lisas nas artérias é um passo inicial importante no desenvolvimento da hiperplasia intimal, da aterosclerose e da adaptação dos enxertos venosos (por exemplo, enxertos de bypass da artéria coronária). [2728]Além disso, Rutherford et al (1992) e Oates et al (1993) investigaram o efeito mitogénico de diferentes isoformas de PDGF em fibroblastos do ligamento periodontal (PDL) e demonstraram um efeito potente para todas as isoformas no que diz respeito à atividade proliferativa.

O PDGF é um fator de crescimento tecidular bem caracterizado, atualmente comercializado sob a forma de gel para o tratamento de úlceras cutâneas crónicas nas extremidades inferiores de diabéticos. Na periodontia, o fator de crescimento derivado das plaquetas (PDGF) tem sido o mais estudado. [30]Desde que Lynch e colaboradores descobriram que o PDGF promove a regeneração do osso, do cemento e do ligamento periodontal, no final dos anos [8029], muitos investigadores realizaram estudos exaustivos que resultaram em mais de 100 publicações sobre os seus efeitos benéficos na cicatrização de feridas, na estimulação das células do ligamento periodontal e do osso alveolar e na regeneração periodontal em animais. [31]O gene do PDGF-BB humano foi isolado e colocado em células de levedura cultivadas em condições estéreis e utilizado para produzir grandes quantidades de proteínas humanas recombinantes (sintéticas), vulgarmente conhecidas como rhPDGF . A rhPDGF sintética foi testada em numerosos estudos efectuados em animais de laboratório. [32]Estes estudos indicaram que o rhPDGF poderia ser utilizado terapeuticamente para dirigir e promover a regeneração da pele, das gengivas e dos ossos.

Como clínicos, necessitamos frequentemente de acelerar o processo de cicatrização, aumentar o osso perdido devido a doença periodontal ou para uma colocação óptima do implante, e melhorar os tecidos moles para uma melhor estética e conforto do doente. Há muito que os comités científicos consideram que os factores de crescimento têm o potencial de revolucionar a nossa capacidade de influenciar positivamente o processo de cicatrização e os resultados clínicos numa grande variedade de procedimentos. O fator de crescimento derivado das plaquetas (PDGF) tem recebido a maior atenção devido às suas extensas actividades de cicatrização no osso e nos tecidos moles.

Ao longo dos últimos anos, o PDGF humano recombinante purificado (rh-PDGF), em combinação com matrizes sintéticas como o beta-tricálcio fosfato (0-TCP) ou aloenxertos, tem sido estudado para conseguir a regeneração periodontal em defeitos infra-ósseos e de recessão gengival numa série de ensaios clínicos e pré-clínicos rigorosos com resultados promissores. Estes resultados baseados em provas são resumidos aqui e discute-se o potencial desta terapia para se tornar o novo padrão de cuidados para o tratamento de certos tipos de defeitos ósseos e de tecidos moles.

Defeitos infra-ósseos :

Estudos clínicos :

Um ensaio clínico em humanos do tratamento com rh-PDGF/IGF para defeitos ósseos periodontais foi relatado por Howell e colegas (1997) [33]. 38 indivíduos humanos com lesões ósseas periodontais bilaterais foram afectados a um de dois grupos de tratamento utilizando um regime de boca aberta. Após a reflexão do retalho de espessura total, os locais de teste receberam uma aplicação local do fármaco terapêutico entregue em seringas codificadas. Foram testadas duas doses: 50 mg/ml de rhPDGF-BB e rhIGF-I em gel veículo (LD-PDGF/IGF-I) e 150 mg/ml de rhPDGF-BB e rhIGF-I mais veículo (HD-PDGF/IGF-I). O tratamento de controlo consistiu em cirurgia convencional de retalho periodontal ou cirurgia com gel de metilcelulose a 4%. Os parâmetros de eficácia incluíram medições directas da altura e preenchimento ósseo obtidas na cirurgia de tratamento inicial e na cirurgia de revisão 6-9 meses depois. Nos indivíduos tratados com LD-PDGF/IGF-I, não foi observada qualquer melhoria na regeneração periodontal em comparação com os controlos. No entanto, nos pacientes tratados com HD-PDGF/IGF-I, foram observados aumentos estatisticamente significativos na formação óssea alveolar, medidos numa nova cirurgia 9 meses após a administração do medicamento. Isto correspondeu a um aumento de 2,08 mm na altura vertical de osso novo e a um preenchimento de 42,3% dos defeitos ósseos nos indivíduos tratados com HD-PDGF/IGF-I, em comparação com apenas 0,75 mm e 18,5% de aumento na altura de osso novo e preenchimento ósseo, respetivamente, nos indivíduos do grupo de controlo. As lesões de furca responderam mais favoravelmente ao tratamento, com um preenchimento ósseo horizontal de 2,8 mm. O LD-PDGF/IGF-I não resultou num aumento do preenchimento do defeito em comparação com o controlo, mas o HD-PDGF/IGF-I resultou numa promoção significativa da regeneração óssea. Os autores concluíram que uma única aplicação de HD-PDGF/IGF-I foi eficaz, resultando numa melhoria significativa do crescimento ósseo e do preenchimento do defeito periodontal.

[34]Nevins et al (2003) , investigaram a regeneração periodontal em humanos utilizando o fator de crescimento derivado de plaquetas humano recombinante - BB (rhPDGF - BB) incorporado em aloenxertos ósseos e compararam-no com osso bovino inorgânico em colagénio. Nove pacientes adultos (15 locais) com evidência radiográfica de defeitos de furca interproximais e/ou severos de classe II foram seleccionados para o estudo. Foram seleccionados aleatoriamente 11 defeitos para receber rhPDGF - BB (5 defeitos de furca e 6 defeitos interproximais). Após a reflexão do retalho de espessura total, desbridamento inicial, os dentes foram entalhados na extensão apical do cálculo, depois os defeitos foram cuidadosamente desbridados e planeados ao nível da raiz. Os defeitos ósseos

foram então preenchidos com aloenxerto ósseo liofilizado desmineralizado (DFDBA) saturado com uma das três concentrações de rhPDGF - BB (0,5 mg/ml, 1,0 mg/ml ou 5,0 mg/ml). 4 defeitos interproximais foram tratados com osso bovino anorgânico em colagénio e membrana de colagénio em bicamada (ABB - C). Radiografias, profundidades de sondagem e níveis de inserção foram obtidos no início e 9 meses após a cirurgia. Nos defeitos de furca, a PD horizontal diminuiu de 6,2 mm para 2,8 mm, a PD vertical (vPD) diminuiu de 6,8 mm para 2,8 mm. A CAL diminuiu de 7,8 mm para 4,6 mm. Nos locais com rhPDGF - BB / aloenxerto, a redução da vPD para defeitos interproximais foi de 6,42 mm e o ganho de CAL foi de 6,17 mm, o preenchimento ósseo radiográfico foi de 2,14 mm. Os locais preenchidos com ABB-C tiveram uma redução de vPD e um ganho de CAL de 5,75 mm e 5,25 mm, respetivamente. Os autores concluíram que a utilização de rhPDGF - BB purificado misturado com aloenxerto ósseo resultou na regeneração periodontal em furca de classe II e defeitos intra-ósseos interproximais.

[35]Nevins et al (2007) avaliaram, num relato de caso, os efeitos regenerativos clínicos e radiográficos do rhPDGF - BB utilizado em combinação com o FDBA para o tratamento de defeitos periodontais intra-ósseos graves em humanos. Foram seleccionados 2 pacientes com perda óssea grave que necessitavam de tratamento cirúrgico. O exame periodontal de base incluiu a profundidade de bolsa (PD), recessão gengival (GR) e nível de inserção clínica (CAL) para o defeito visado. O procedimento cirúrgico consistiu na reflexão do retalho mucoperiosteal de espessura total, desbridamento, destartarização e planeamento radicular, condicionamento radicular com tetraciclina, preenchimento do defeito com rhPDGF - BB saturado com FDBA e membrana de colagénio reabsorvível, e encerramento da ferida. As medições periodontais e radiográficas foram repetidas às 2 semanas, 6 meses e 11 meses de pós-operatório para o primeiro paciente e às 2 semanas, 6

meses e 8 meses para o segundo paciente. Os resultados mostraram uma melhoria significativa em todas as medidas periodontais em ambos os pacientes. A PD, a recessão GR e a CAL foram de 12mm, 2mm e 14mm no início e de 3mm, 0mm e 3mm aos 6 meses para o primeiro doente, representando um ganho de CAL de 11mm. Os valores de PD, GR e CAL foram de 8 mm, 2 mm e 10 mm no início e 3 mm, 3 mm e 6 mm aos 6 meses para o segundo doente, representando um ganho de CAL de 4 mm. A cirurgia de revisão aos 11 meses no primeiro doente e aos 8 meses no segundo revelou um preenchimento ósseo completo. Os autores sugerem que o rhPDGF - BB combinado com o FDBA proporciona excelentes resultados clínicos em defeitos periodontais intra-ósseos.

[36]Nevins et al (2005) estudaram a segurança e a eficácia do fator de crescimento derivado de plaquetas humano recombinante purificado (rhPDGF - BB) misturado com uma matriz sintética de fosfato beta-tricálcico (0 - TCP) para o tratamento de defeitos ósseos periodontais avançados aos 6 meses de cicatrização. Foram incluídos no estudo 180 indivíduos com uma profundidade de sondagem de 6 mm ou mais, uma profundidade de defeito ósseo vertical de 4 mm ou mais com pelo menos uma parede óssea intacta, tecido queratinizado suficiente e uma base de defeito radiográfico de pelo menos 3 mm coronal ao ápice do dente. Os indivíduos foram distribuídos aleatoriamente por um de três grupos de tratamento: 1) 0 - TCP + 0,3 mg/ml de rhPDGF-BB em tampão, 2) 0 - TCP + 1,0 mg/ml de rhPDGF-BB em tampão, e 3) 0 - TCP + tampão (controlo ativo). As medidas clínicas registadas para avaliar a eficácia foram os níveis de inserção clínica (CAL), recessão gengival (GR), medição radiográfica do crescimento ósseo linear (LBG) e percentagem de preenchimento ósseo (%BF). A segurança foi avaliada pela frequência e gravidade dos eventos adversos. A área sob a curva (AUC), uma avaliação da taxa de cura, foi calculada para as medições CAL. Os resultados mostraram benefícios clínicos e radiográficos para os

grupos 1 e 2 em comparação com o grupo 3. O ganho médio de CAL no grupo 1 (3,8 mm) foi significativamente maior do que no grupo 2 (3,3 mm) aos 3 meses de pós-operatório. Aos 6 meses de pós-operatório, o ganho médio de CAL foi de 3,8 mm no grupo 1 e de 3,5 mm no grupo 2. A aceleração precoce do ganho de CAL resultou no facto de o Grupo 1 ter um maior ganho de CAL entre os 6 meses e o início da cirurgia do que o Grupo 3, conforme medido pela AUC. O ganho gengival foi menor aos 3 meses no grupo 1 do que no grupo 3; aos 6 meses, o ganho gengival manteve-se inalterado no grupo 1, enquanto que aumentou ligeiramente no grupo 3. O ganho ósseo linear foi significativamente maior no grupo 1 do que no grupo 3 (2,6 mm versus 0,9 mm, respetivamente). A percentagem de preenchimento ósseo foi de 57% no grupo 1 e de 18% no grupo 3 aos 6 meses. Os autores concluíram que a utilização de PDGF-BB rh foi segura e eficaz no tratamento de defeitos ósseos periodontais e que o tratamento com PDGF-BB rh estimulou um aumento significativo na taxa de ganho de CAL, reduziu a recessão gengival aos 3 meses após a cirurgia e melhorou o preenchimento ósseo em comparação com um substituto ósseo 0 - TCP aos 6 meses.

[37]McGuire et al (2006), num relato de caso, investigaram a capacidade de cicatrização do rhPDGF - BB em defeitos periodontais em 4 pacientes. O primeiro paciente tinha evidência radiográfica de perda óssea na superfície distal do primeiro molar mandibular esquerdo com profundidades de sondagem clínicas e níveis de inserção de 8 e 11mm, o defeito ósseo associado tinha uma profundidade distobucal de 5mm, uma profundidade distal direta de 8mm e uma profundidade mesiodistal de 3mm. O segundo paciente apresentou evidência radiográfica de perda óssea na superfície mesial do primeiro molar inferior direito, estendendo-se para a área de furca. A PD e CAL iniciais eram de 9mm e 11mm. Durante a cirurgia, foi revelado um defeito de 7 mm de profundidade por 3 mm de largura, com 2 e 3 paredes, na superfície mesiolingual do dente. O terceiro paciente

apresentou evidência radiográfica de perda óssea na superfície distal da raiz do primeiro molar inferior direito, estendendo-se até à furca. A PD e a CAL de base eram de 13 mm. Aquando da exposição cirúrgica, foi revelado um defeito de duas e três paredes, com 7 mm de profundidade e 4 mm de largura, na superfície distobucal do dente. O quarto paciente apresentou evidência radiográfica de perda óssea na superfície mesial do primeiro molar inferior direito; a DP e a CAL eram de 11 mm no início. Na exposição cirúrgica, foi revelado um defeito ósseo, medindo 10 mm de profundidade mesobucalmente, 12 mm de profundidade no lado mesial direto e 4 mm mesiodistalmente. Todos os pacientes, exceto o terceiro, receberam 0 - TCP + 0,3 mg/ml de rhPDGF-BB, sendo que o terceiro recebeu 0 - TCP + 1,0 mg/ml de rhPDGF-BB. Seis meses após a cirurgia, as medições de PD e CAL do primeiro paciente foram de 3mm e 6mm, com uma melhoria de 5mm em relação à linha de base, 81% de preenchimento ósseo (BF) e 5,11mm de crescimento ósseo linear (LBG). Aos 12 meses de pós-operatório, a DP e a CAL mantiveram-se inalteradas em relação aos 6 meses, mas observou-se 94,3% de preenchimento ósseo e 5,97 mm de crescimento ósseo linear. Aos 24 meses de pós-operatório, a DP e a CAL mantiveram-se inalteradas, com 89% de preenchimento ósseo e 5,62 mm de crescimento ósseo linear. No segundo doente, aos 6 meses de pós-operatório, a DP e a CAL eram de 3 mm e 5 mm, com 65% de BF e 4,11 mm de LBG. Aos 12 meses de pós-operatório, a DP e a CAL não sofreram alterações em relação aos 6 meses, com 75% de BF e 4,79 mm de LBG. Aos 24 meses de pós-operatório, a DP e a CAL mantiveram-se inalteradas, com 99% de BF e 6,29 mm de LBG. No terceiro doente, aos 6 meses de pós-operatório, a DP e a CAL eram de 4 mm, um ganho de 9 mm em relação à linha de base, com 46,2% de BF e 4,98 mm de LBG. Aos 12 meses de pós-operatório, observou-se 64,2% de BF e 7 mm de LBG. Aos 24 meses de pós-operatório, a DP e a CAL permaneceram inalteradas, com 77% de BF e 8,44 mm de LBG. No quarto doente, aos 6 meses, a DP e a CAL eram de 4 mm, uma melhoria de 7 mm em relação à linha de base, com 93% de BF e 5,36 mm de LBG. Aos 18 meses, a PD e a CAL eram de 3 e 6 mm, com 88% de BF e 5,43 mm de LBG. Os autores demonstraram que o ganho de CAL após o tratamento com rhPDGF - BB + 0 - TCP era estável e que era expetável que a % radiográfica de BF e LBG aumentasse substancialmente após a observação inicial de 6 meses após a cirurgia.

[38]Ridgeway et al (2008) , trataram defeitos periodontais intra-ósseos em homens com 0,3 mg/ml de rhPDGF-BB + P - TCP e 1,0 mg/ml de rhPDGF-BB + P - TCP. Foram tratados 8 pacientes com idades compreendidas entre os 36 e os 68 anos, com periodontite avançada e evidência radiográfica de perda óssea alveolar intra-óssea grave. Foram seleccionados dois dentes por paciente com maior probabilidade de preenchimento ósseo. As medições pré-cirúrgicas incluíram a profundidade de sondagem, o nível de inserção clínica e a recessão. Um dente de cada paciente foi tratado com 0,3 mg/ml de rhPDGF-BB + P - TCP e o outro com 1,0 mg/ml de rhPDGF-BB + P - TCP. A cirurgia inicial consistiu na reflexão do retalho, desbridamento, colocação de um entalhe radicular através da base do sulco, destartarização e planeamento radicular, biomodificação radicular com 50mg/ml de tetraciclina, enxerto com rhPDGF-BB + P - TCP e encerramento completo da ferida. Após 6 meses de cicatrização, foram efectuadas medições pós-operatórias: a profundidade de sondagem média foi de 8,8mm e 4,2mm, a recessão média foi de 1,8mm e 3,1mm, e a CAL média foi de 10,4mm e 7,3mm para o grupo de 0,3mg/ml, no início e aos 6 meses, respetivamente. A profundidade média de sondagem foi de 8,4mm e 4,1mm, a recessão média foi de 1,4mm e 2,5mm, e a CAL média foi de 9,8mm e 6,6mm para o grupo de 1,0mg/ml, no início e aos 6 meses, respetivamente. Não se registou qualquer diferença estatística nos parâmetros clínicos entre os dois grupos. Os autores concluíram que a regeneração periodontal era possível em defeitos infra-ósseos humanos utilizando uma combinação de 0,3 mg/ml de rhPDGF-BB + P - TCP e 1,0 mg/ml de rhPDGF-BB + p -

TCP.

Os resultados clínicos e radiográficos favoráveis obtidos com a utilização do rh-PDGF-BB em combinação com uma matriz óssea forneceram provas da regeneração periodontal em defeitos sub-ósseos. Os resultados de um grande ensaio clínico multicêntrico, aleatório e cego em humanos, que avaliou a eficácia do rh-PDGF-BB com uma matriz porosa 0 - TCP, foram recentemente relatados por Nevins e colegas (2005) [36]. Os resultados deste ensaio clínico demonstram claramente o benefício clínico da utilização do rh-PDGF-BB em combinação com a matriz sintética 0-TCP para a regeneração periodontal em defeitos infra-ósseos. Para além disso, a avaliação de casos representativos do ensaio clínico pivotal demonstrou que estes resultados permanecem estáveis, com o nível de inserção clínica (CAL), a percentagem de preenchimento ósseo (%BF) e o crescimento ósseo linear (LBG) a aumentarem ou a permanecerem estáveis durante, pelo menos, 24 meses após a cirurgia.

Estudos histológicos :

Os factores de crescimento polipeptídicos são uma classe de mediadores biológicos naturais que regulam eventos-chave na reparação dos tecidos, incluindo a proliferação celular, a quimiotaxia, a diferenciação e a síntese da matriz, através da ligação a receptores específicos da superfície celular [39]. [40]Os factores de crescimento têm efeitos pleiotrópicos na reparação de feridas e são moduladores potentes das células que residem no periodonto. Verificou-se que o PDGF desempenha um papel importante na regulação da atividade das células mesenquimatosas. [41]A adição exógena deste fator de crescimento aumentou significativamente a migração e a proliferação das células periodontais. [42]Dennision et al (1994) verificaram que a adição de PDGF a culturas de PDL e de fibroblastos gengivais humanos estimulava a mitogénese e a quimiotaxia em ambos os tipos de células. [43]Oates et al (1993) demonstraram que as culturas de células quiescentes da PDL podem ser estimuladas a dividir-se através da adição de PDGF-BB exógeno. Estes estudos sugerem que o PDGF-BB é um importante regulador da resposta de cicatrização periodontal. Desde então, vários estudos têm demonstrado que o fator de crescimento derivado das plaquetas BB (PDGF-BB) tem a capacidade de estimular a formação de novo osso, ligamento periodontal e cemento em lesões periodontais [91].

[44]Green et al (1997) descreveram a presença e a distribuição das cadeias A e B do PDGF e dos receptores a e 0 utilizando um modelo de cicatrização incisional na gengiva humana de voluntários saudáveis. Foi efectuada uma incisão de 0,75 mm de profundidade na superfície vestibular da papila gengival posterior do maxilar. Foram efectuadas biópsias do mesmo local após 8 horas e 1, 3, 7, 14 e 21 dias. Também foram feitas biópsias de gengiva saudável não lesionada para controlos não lesionados. 1 indivíduo forneceu tecido para a amostra de 8 horas, 2 para a amostra de 1 dia e 3 para todos os outros períodos. As secções congeladas foram imunomarcadas com anticorpos policlonais purificados por afinidade. Os resultados mostraram que o anticorpo anti-cadeia PDGF A corou o epitélio em todos os locais, com uma coloração proeminente nas camadas granular e espinhosa e concentrada na membrana celular. O tecido conjuntivo estava pouco corado, mas os vasos sanguíneos no tecido conjuntivo apresentavam uma coloração positiva. As secções obtidas após 8h e 1d mostraram uma forte imunomarcação no leito da ferida. A coloração persistiu no 3º dia e, no 7º dia, o coágulo de fibrina tinha sido largamente reabsorvido e tinha-se formado tecido de granulação. O anticorpo anti-PDGF B apresentou uma coloração com o mesmo padrão, mas relativamente menor do que o anticorpo anti-PDGF A. Não foi detectada qualquer coloração significativa em tecido saudável para os anticorpos anti-PDGF *A* e anti-recetor 0. Os autores indicam que o epitélio gengival pode ser uma fonte de cadeias

A e B de PDGF e que a cadeia A pode ter um papel importante a desempenhar durante as fases iniciais da cicatrização de feridas. A expressão do recetor PDGF 0 aparece mais tarde no local da ferida, indicando que o isómero PDGF-B pode regular eventos posteriores de cicatrização de feridas.

[45]Jiang et al (1999) efectuaram um estudo para avaliar a dinâmica de adsorção e dessorção do PDGF-BB e do IGF-I na matriz óssea bovina anorgânica e para determinar se o crescimento das células ósseas era melhorado pela adição de PDGF-BB ou IGF-I à matriz mineral em comparação com a matriz óssea isolada. Foram isoladas e cultivadas células osteoblásticas primárias. [125-6]As células de primeira passagem foram então utilizadas para estudar a adsorção de PDGF-BB e IGF-I utilizando factores de crescimento radiomarcados I em 5 concentrações diferentes de PDGF (5,5, 2,8, 1,4, 0,7 e 0,4 X 10-6 M) e IGF-I (14,2, 7,1, 3,6, 1,8 e 0,9 X 10 M). O PDGF-BB ou o IGF-I foram incubados com matriz óssea bovina anorgânica e a quantidade de fator de crescimento adsorvido foi medida utilizando uma curva padrão gerada com quantidades conhecidas de PDGF marcado. Nos estudos de dessorção, os factores de crescimento radiomarcados foram adsorvidos no material da matriz. As amostras foram incubadas em tampão durante diferentes períodos e a quantidade remanescente na matriz foi calculada como uma percentagem da quantidade inicialmente adsorvida. [3]A proliferação de células osteoblásticas foi avaliada pela incorporação de timidina. Os resultados mostraram que a adsorção de PDGF-BB e IGF-I era dependente da concentração e do tempo. A percentagem de PDGF-BB libertado da matriz aumentou em função do tempo. Após 1 hora, 18% foi libertado e após 10 dias, 50% foi libertado. A percentagem de IGF-I libertada do material da matriz não se alterou com o tempo. Após 1 hora, aproximadamente 10% do IGF-I inicialmente adsorvido foi libertado. O PDGF-BB adsorvido à matriz aumentou a proliferação de células osteoblásticas em cultura, em comparação com a matriz mineralizada isolada. O IGF-I não aumentou significativamente a

proliferação celular. Concluiu-se que a adsorção de PDGF em osso bovino anorgânico poderia ser clinicamente viável e que esta combinação de fator de crescimento ósseo e matriz mineral tinha potencial para aplicações clínicas.

[46]Stephan et al (2000) estudaram a dinâmica da adsorção e libertação de PDGF-BB de uma matriz mineral óssea purificada com colagénio e determinaram se a proliferação de células osteoblásticas é estimulada pela adsorção de PDGF-BB a esta matriz combinada. [47]A adsorção e libertação de PDGF-BB foram medidas utilizando o fator de crescimento I radiomarcado. O PDGF-BB foi incubado numa matriz de colagénio. O PDGF-BB foi incubado com uma matriz de colagénio de osso bovino inorgânico e a quantidade adsorvida foi determinada utilizando uma curva padrão gerada com quantidades conhecidas de PDGF marcado. Nos estudos de libertação, o PDGF marcado radioactivamente foi adsorvido no material da matriz e as amostras foram depois incubadas em tampão durante diferentes períodos de tempo. A quantidade de PDGF-BB retida na matriz foi medida e a percentagem do fator de crescimento libertado foi calculada. A atividade biológica foi testada num ensaio in vitro com células osteoblásticas primárias de rato neonatal em cultura. As células osteoblásticas foram cultivadas numa matriz de colagénio mineral ósseo com quantidades conhecidas de PDGF-BB adsorvido. [3]A proliferação celular foi avaliada através da incorporação de 3H-timidina e a fixação celular foi medida através da marcação prévia das células com H-leucina. Os resultados mostraram que a quantidade de PDGF-BB adsorvida na matriz de colagénio mineralizado aumentou com a concentração de PDGF-BB na solução. O PDGF-BB foi libertado lentamente da matriz, de modo que cerca de 30% da proteína adsorvida foi libertada em 10 dias. A matriz de colagénio mineralizada tratada com PDGF-BB mostrou um aumento significativo da proliferação de células osteoblásticas em cultura, em comparação com a matriz de colagénio mineralizada isolada. Os resultados sugerem que o PDGF-BB é rapidamente adsorvido e depois lentamente libertado da matriz

de colagénio de osso bovino anorgânico e é capaz de estimular a proliferação de células osteoblásticas fixadas. Os autores sugerem que um material compósito composto por mineral ósseo purificado, colagénio e PDGF-BB pode servir como um material de enxerto ósseo eficaz com propriedades osteogénicas melhoradas.

[48]Gamal et al (2000) determinaram a concentração do fator de crescimento derivado das plaquetas (PDGF-BB) que estimula de forma óptima os fibroblastos do ligamento periodontal humano (PDL) a aderirem às superfícies radiculares afectadas pela periodontite. 80 amostras de dentina radicular foram preparadas a partir de dentes periodontais extraídos de pacientes com idades compreendidas entre os 35 e os 60 anos. As amostras de dentina radicular foram combinadas com a área subgengival oposta à bolsa periodontal para cada dente extraído. 10 amostras de dentina radicular saudável foram obtidas de dentes extraídos por razões ortodônticas e utilizadas como controlos. As amostras foram divididas em 9 grupos (10 amostras em cada grupo). No grupo 1, os fibroblastos PDL foram cultivados na superfície de uma amostra de dente doente tratado. No grupo 2, os fibroblastos PDL foram cultivados na superfície de uma amostra de controlo saudável. Nos grupos 3 a 9, os fibroblastos PDL foram cultivados numa superfície de amostra pré-tratada com concentrações de 5, 10, 20, 50, 100, 200 e 300 ng/ml de PDGF-BB, respetivamente. Após 24 horas de incubação, os meios foram removidos, as amostras foram fixadas, processadas para observação SEM e fotografadas a 750Л. A adesão dos fibroblastos foi medida através da contagem do número de células numa área de teste padrão e a morfologia celular foi anotada. Os resultados sugerem que as amostras de dentina pré-tratadas com 5, 10 e 20 ng/ml de PDGF-BB não foram significativamente diferentes em termos do número de células aderentes em comparação com o controlo tratado com a doença. No entanto, nas concentrações de 50, 100, 200 e 300 ng/ml, foi detectado um aumento altamente significativo no número de fibroblastos aderentes em comparação com o controlo tratado

com a doença. Nestas concentrações, a morfologia celular era comparável à do controlo saudável. Os autores concluíram que o PDGF-BB em concentrações iguais ou superiores a 50 ng/ml demonstrou uma estimulação significativa da adesão das células PDL às superfícies das raízes periodontais doentes. Uma vez que concentrações mais elevadas produziram efeitos semelhantes aos obtidos com 50 ng/ml, pode considerar-se que esta concentração proporciona uma estimulação óptima dos fibroblastos do ligamento periodontal humano (PDL) para aderirem às superfícies radiculares afectadas pela periodontite.

Ojima et al (2003) [49] estudaram o efeito do PDGF-BB na proliferação e síntese de colagénio das células do ligamento periodontal humano (PDL) de uma forma dependente do tempo e da dose. As células foram isoladas a partir de explantes de PDL dissecados da raiz média de pré-molares totalmente erupcionados, extraídos por razões não periodontais. [1]Para o ensaio de proliferação, as células PDL foram cultivadas em 0,01-10 ng ml de PDGF-BB durante 12 ou 24 h. Após a cultura, as células foram destacadas por tripsinização e transferidas para microtubos e, depois de adicionado azul de tripan a 0,4%, o número de células com azul de tripan foi contado. [1] Para o ensaio de síntese de colagénio, as células PDL foram cultivadas em 0,1-10 ng ml de PDGF-BB durante 1 a 24 h. A relação entre o conteúdo de colagénio e a proteína total foi avaliada e a expressão do gene do colagénio tipo I foi avaliada quantitativamente por análise de Northern blotting. Após as células PDL terem sido cultivadas, a atividade da colagenase nas camadas celulares foi determinada através da medição dos produtos de degradação do colagénio tipo I, e a combinação destas actividades foi utilizada como atividade total da colagenase. [1]Os resultados mostraram que o PDGF-BB estimulou a proliferação das células da PDL de uma forma dependente do tempo e da dose, com um efeito máximo a 10 ng ml. [1]O PDGF-BB induziu a síntese de colagénio nas células PDL com um efeito máximo para um tratamento de 24 horas e 1 ng ml'

de PDGF-BB. O PDGF-BB mostrou um efeito dose-dependente inverso na proliferação e na

síntese de colagénio pelas células PDL. Não foi encontrada qualquer diferença significativa

na atividade da colagenase entre as concentrações de PDGF-BB examinadas no estudo. Os

autores sugerem que o PDGF-BB é um dos importantes reguladores da manutenção da

matriz extracelular na PDL e pode desempenhar um papel importante na regeneração da

PDL.

[50]Cooke et al (2006) examinaram o efeito da administração local de PDGF-BB

combinada com a cirurgia periodontal reconstrutiva nos níveis de PDGF-AB, fator de

crescimento endotelial vascular (VEGF) e telopeptídeo de colagénio ósseo (ICTP) no fluido

da ferida em humanos com periodontite avançada, a fim de compreender melhor os

mecanismos de cicatrização da ferida. 16 pacientes com defeitos ósseos periodontais

localizados foram seleccionados e distribuídos aleatoriamente por um de três grupos

(portador //-TCP apenas, *fi*- TCP + 0,3 mg/mL de PDGF-BB humano recombinante

[rhPDGF-BB], ou *ß-TCP* + 1,0 mg/mL de rhPDGF-BB) e seguidos durante 6 meses. O WF

foi recolhido e analisado quanto aos níveis de PDGF-AB, VEGF e ICTP WF. Os dentes

contralaterais às lesões alvo serviram de controlo. O tratamento cirúrgico consistiu em

retalhos mucoperiostais de espessura total, desbridamento do local de teste,

descontaminação com pasta de tetraciclina e tratamento com *ß-TCP* ± tampão contendo

rhPDGF-BB. Os resultados mostraram um aumento dos níveis de VEGF no WF para todos

os grupos de tratamento cirúrgico, com o grupo de 1,0 mg/mL de rhPDGF-BB a mostrar a

diferença mais pronunciada às 3 semanas. Os níveis de PDGF-AB na FML foram mais

elevados no grupo do transportador isolado do que em ambos os grupos de rhPDGF-BB. A

aplicação de doses baixas de rhPDGF-BB resultou num aumento do ICTP nos dias 3-5 do processo de cicatrização, sugerindo a promoção do turnover ósseo nas fases iniciais do processo de reparação. Os autores demonstraram perfis contrastantes de expressão induzida de

PDGF-AB, VEGF e ICTP durante a cicatrização de feridas periodontais em humanos.

[51]Sarment et al (2006) avaliaram a libertação de um biomarcador bem conhecido do turnover ósseo, o telopeptídeo carboxiterminal do colagénio de tipo I (ICTP), reticulado à piridinolina, no fluido da ferida periodontal (WF) após cirurgia reconstrutiva periodontal, utilizando a administração local de PDGF humano recombinante altamente purificado (rhPDGF) - BB. 47 pacientes com doença periodontal crónica grave foram seguidos durante 24 semanas após o tratamento cirúrgico regenerativo com PDGF. Os indivíduos foram distribuídos aleatoriamente por um de três grupos de tratamento: 0 - TCP isolado (15 pacientes) (controlo ativo), 0 - TCP + 0,3 mg/ml de rhPDGF (14 pacientes) ou 0 - TCP + 1,0 mg/ml de rhPDGF (18 pacientes). As amostras de WF foram colhidas diretamente do local do defeito na bolsa periodontal e analisadas para determinar os níveis locais de ICTP. O grupo tratado com 0,3 mg/ml e 1,0 mg/ml de PDGF- BB mostrou um aumento do ICTP libertado localmente durante 6 semanas. O grupo tratado apenas com 0-TCP mostrou um decréscimo no ICTP libertado na WF até à semana 24, em comparação com os grupos tratados com PDGF- rh. Os autores concluíram que quando o rhPDGF foi administrado para promover a engenharia de tecidos periodontais de defeitos ósseos de suporte dentário, houve um efeito direto no ICTP libertado da ferida.

[52]Ridgeway et al (2008) , avaliaram e compararam a cicatrização histológica de defeitos periodontais intra-ósseos em humanos tratados com 0,3 mg/ml de rhPDGF-BB + 0 - TCP e 1,0 mg/ml de rhPDGF-BB + 0 - TCP. Foram tratados 8 pacientes com idades

compreendidas entre os 36 e os 68 anos e que sofriam de periodontite avançada. Após a terapia cirúrgica, foram recolhidas amostras de biópsia após um mínimo de 180 dias de pós-operatório para avaliar a cicatrização. A biopsia consistiu em incisões crestais, faciais e linguais que deixaram um colar de 2 mm de tecido gengival adjacente ao dente. As amostras de biopsia foram colocadas em formalina a 4% para processamento histológico. Os dentes foram removidos em bloco e foram obtidas 5-6 secções de cada dente para análise histomórfica de osso novo, cemento, ligamento periodontal, tecido conjuntivo e comprimento do epitélio juncional acima ou abaixo do rebordo alveolar. A avaliação histológica revelou osso novo, cemento e ligamento periodontal coronal ao entalhe de referência em 13 dos 16 dentes. Seis de oito locais a 0,3 mg/ml e sete de oito locais a 1,0 mg/ml mostraram regeneração periodontal. Os autores concluíram que a regeneração periodontal era possível em defeitos infra-ósseos humanos utilizando uma combinação de 0,3 mg/ml de rhPDGF-BB + P - TCP e 1,0 mg/ml de rhPDGF-BB + P - TCP.

O fator de crescimento derivado das plaquetas (PDGF) é um polipéptido presente no soro e no líquido das feridas. Demonstrou ser um importante mitogénio para as células de origem mesenquimal. Também foi demonstrado que é um quimioatractor para fibroblastos e células inflamatórias. Estudos recentes demonstraram que a aplicação de PDGF acelera o fecho da ferida, a formação de tecido de granulação e a velocidade de cicatrização. Vários investigadores demonstraram que a adição de PDGF a culturas de fibroblastos do ligamento periodontal (PDL) e da gengiva humana estimula a mitogénese e a quimiotaxia em ambos os tipos de células, sugerindo que o PDGF-BB é um importante regulador da resposta de cicatrização de feridas periodontais. Recentemente, foi demonstrado que o PDGF-BB tem um efeito potente na adesão das células PDL à superfície da raiz tratada com doença periodontal, com um efeito ótimo a uma concentração de 50 ng/ml. Concentrações mais elevadas tiveram um efeito significativo, mas o efeito não foi significativo acima de 50 ng/ml. Foi também demonstrado que uma concentração elevada de PDGF-BB perto do bordo da ferida poderia induzir a proliferação de células PDL em vez da síntese de colagénio tipo I, mas que uma concentração baixa de PDGF-BB poderia ativar a síntese de colagénio tipo I. O PDGF demonstrou ter um efeito potente na proliferação das células PDL e na síntese de colagénio. Foi demonstrado que o PDGF tem efeitos importantes na cicatrização óssea. O PDGF-BB tem um efeito mais potente na cicatrização óssea do que o PDGF-AB e o PDGF-AA. Os estudos demonstraram claramente o mecanismo de ação do PDGF, mostrando a presença de receptores de superfície do PDGF nas células PDL e nas células do osso alveolar e assinalando as respostas proliferativas e quimiotácticas destas células.

Defeitos de furca :

Um dos maiores desafios em periodontia continua a ser o tratamento de dentes multirradiculares com perda interradicular de periodonto (invasão de furca). Embora seja possível aumentar a estabilidade através de uma ancoragem radicular adicional, os dentes com furca e os tecidos circundantes têm características anatómicas que tornam o tratamento difícil e os resultados imprevisíveis com as terapias actuais. Embora existam relatos de "sucesso clínico" no tratamento de furca de Classe II, não há relatos de regeneração periodontal em humanos, verificada pela documentação histológica de novo osso, ligamento periodontal (LPD) e cemento coronário num entalhe de referência colocado na base do cálculo no momento da cirurgia. Assim, embora seja sempre preferível regenerar o periodonto perdido, este objetivo não foi demonstrado nas furcações humanas. Para ultrapassar as limitações da cicatrização em defeitos de furca, têm sido aplicados os princípios da engenharia de tecidos, utilizando um fator de crescimento purificado combinado com um suporte osteocondutor para estimular as células do paciente para uma resposta regenerativa. O PDGF é o fator de crescimento mais estudado em periodontia. Assim, para conseguir a regeneração periodontal em defeitos de furca, foram experimentados produtos de engenharia de tecidos que combinam o fator de crescimento derivado de plaquetas-BB recombinante humano purificado (rhPDGF-BB) com uma matriz óssea alogénica.

Camelo et al (2003) [53], determinaram a possibilidade de obter regeneração em defeitos avançados de furca classe II após a colocação de rhPDGF-BB purificado com matriz óssea alogénica e também avaliaram a segurança e biocompatibilidade dos materiais e o potencial osteogénico do produto em defeitos avançados de furca. Foram seleccionados para tratamento 3 defeitos de furca na mandíbula e 1 defeito de furca no molar superior. 2 receberam 0,5mg/ml e 2 receberam 1,0mg/ml de rhPDGF-BB misturado com DFDBA. O procedimento cirúrgico consistiu em destartarização e planeamento radicular, condicionamento radicular com tetraciclina, obturação do defeito com rhPDGF-BB saturado com DFDBA. A profundidade de sondagem periodontal e os níveis de fixação vertical foram medidos antes da cirurgia, depois os dentes e os tecidos circundantes foram removidos em bloco e foram efectuadas biópsias. Ambas as concentrações de rhPDGF-BB melhoraram a profundidade de sondagem horizontal (média de 3,5mm) e vertical (média de 4,25mm) e os níveis de inserção (média de 3,75mm). Histologicamente, a regeneração periodontal coronal ao entalhe de referência foi observada em todos os quatro casos. A regeneração também estava presente ao nível coronal da crista óssea original. Num caso, foi observada uma projeção de esmalte que se estendia até ao fórnix da furca. Neste caso, foi observado novo tecido calcificado com novas fibras de tecido conjuntivo inseridas acima do esmalte. Os autores concluíram que, tanto clínica como microscopicamente, a utilização de aloenxertos enriquecidos com rhPDGF-BB resultou numa resposta tecidular favorável, novo tecido calcificado com inserção de fibras de colagénio e regeneração periodontal completa em defeitos de furca classe II avançados.

[54]Mellonig et al (2009) avaliaram clínica e histologicamente a eficácia do rhPDGF-BB combinado com o suporte aloplástico 0-TCP para iniciar a regeneração periodontal em defeitos de furca classe III em humanos. Foram incluídos neste estudo 4 pacientes com periodontite crónica avançada e um prognóstico periodontal sem esperança, cujo tratamento estava planeado para próteses completas. Foram efectuadas medições clínicas, incluindo a profundidade de sondagem, recessão e nível de inserção clínica, e os defeitos de furca foram expostos cirurgicamente. Foi colocado um entalhe através do cálculo nas raízes mesial e distal. A área da furca foi aplainada. As furcações foram enxertadas com uma combinação de fator de crescimento humano recombinante derivado de plaquetas e 0-TCP. Foi utilizada uma barreira de colagénio para regeneração tecidular guiada nas superfícies facial e lingual. Os retalhos foram posicionados coronalmente e suturados. Após a operação, todos os pacientes foram acompanhados em intervalos de duas semanas durante seis meses. Aos 6 meses, todos os dentes mostraram uma redução na profundidade de sondagem e um ganho na fixação clínica. Um dente apresentava lesões de furca classe II, enquanto os outros três dentes experimentais ainda apresentavam lesões de furca. Os dentes foram extraídos em bloco e foi efectuada uma avaliação histológica. Três superfícies radiculares mostraram regeneração periodontal, três mostraram nova fixação e uma superfície revelou epitélio juncional medido a partir da base do entalhe do cálculo. A área do entalhe não pôde ser identificada na superfície de um espécime. Os autores concluíram que

Após o tratamento com uma combinação de rh-PDGF-BB + 0-TCP, verificou-se uma melhoria clínica nos defeitos de furca de classe III da mandíbula, com evidência histológica de regeneração parcial ou nova fixação.

A terapia de engenharia de tecidos tem sido utilizada na tentativa de regenerar defeitos de furca em humanos. Após o tratamento com uma combinação de rhPDGF-BB e 0-TCP, registou-se uma melhoria clínica nos defeitos da furca mandibular. Estes estudos demonstraram, de um modo geral, uma resposta clínica e microscópica favorável dos tecidos ao aloenxerto com rhPDGF-BB e, pela primeira vez, demonstraram uma regeneração periodontal completa documentada histologicamente em defeitos avançados de furca de classe II.

Defeitos de recessão gengival :

Os clínicos têm à sua disposição uma variedade de técnicas cirúrgicas para cobrir as superfícies radiculares desnudadas. [55]Recentemente, uma revisão sistemática da literatura efectuada por Roccuzzo et al (2002) confirmou que o enxerto de tecido conjuntivo (CTG) demonstrou ser mais eficaz do que a regeneração tecidular guiada (GTR) na redução da recessão gengival. No entanto, a eficácia de todos os procedimentos actuais do canal radicular na regeneração do aparelho de fixação perdido com novo cemento, através da inserção de fibras de tecido conjuntivo e osso alveolar, é menos clara. Dado o potencial do rhPDGF-BB em matrizes adequadas para induzir a regeneração periodontal em defeitos infra-ósseos e de furca, os investigadores investigaram a possibilidade de obter uma regeneração periodontal semelhante em defeitos de recessão gengival utilizando o rhPDGF-BB.

[56]McGuire et al (2006) , numa série de casos humanos, avaliaram os resultados clínicos do rhPDGF-BB + P-TCP e uma membrana de colagénio no tratamento de defeitos do tipo recessão e compararam os resultados com um enxerto de tecido conjuntivo

subepitelial (CTG) com um retalho de avanço coronal. 7 pacientes com recessão gengival vestibular classe II de Miller > 3 mm e largura gengival > 3 mm em quadrantes contralaterais da maxila, excluindo molares, foram tratados nesta série. Os defeitos foram randomizados para tratamento com rhPDGF-BB + P-TCP e uma membrana de colagénio ou um enxerto de tecido conjuntivo subepitelial (CTG). O tratamento no grupo de teste consistiu na preparação da raiz, incisões, reflexão do retalho, condicionamento da raiz com EDTA e aplicação de rhPDGF-BB, P-TCP saturado com PDGF-BB e membrana de colagénio saturada com PDGF. O tratamento no grupo de controlo consistiu na preparação da raiz, incisões, reflexão do retalho, condicionamento da raiz com EDTA e colocação de um CTG colhido do palato. Os pacientes foram seguidos no pós-operatório e a cicatrização foi avaliada às 8, 16 e 24 semanas, sendo a profundidade da recessão o objetivo primário. Foi revelada uma resposta tecidular favorável para o rhPDGF-BB + P -TCP e para a membrana de colagénio, bem como resultados clínicos comparáveis aos do CTG. Os autores concluíram que a utilização de rhPDGF-BB + P -TCP e uma membrana de colagénio seria uma alternativa aceitável ao CTG para cobrir defeitos de recessão gengival.

[57]McGuire et al (2009) , examinaram os resultados histológicos e micro-tomográficos do tratamento de defeitos de recessão gengival com um enxerto de tecido conjuntivo sub-epitelial (CTG) versus 0,3mg/ml de rhPDGF-BB em fosfato beta-tricálcico (P - tcp). Foram induzidos cirurgicamente defeitos de recessão gengival em 6 primeiros pré-molares a serem extraídos de 2 pacientes submetidos a tratamento ortodôntico. Os defeitos foram especificados com não mais de 3 mm de tecido marginal queratinizado, uma crista óssea de 2 a 3 mm apicalmente às margens gengivais recém-criadas, e uma profundidade de recessão de pelo menos 3 mm. [etc]Após 2 meses, 4 dos 6 defeitos foram enxertados com rhPDGF-BB + - p + penso de cicatrização e 2 defeitos receberam CTG. Em cada caso, foi

utilizado um retalho coronal para cobrir o local enxertado. 9 meses depois, foram obtidas secções em bloco para exame histológico e de TC. Os 4 locais tratados com rhPDGF-BB + 0 - tcp mostraram fibras de tecido conjuntivo (fibras de Sharpeys) inseridas perpendicularmente no cemento e no osso alveolar recém-formados. Em ambos os locais tratados com CTGs, foi observado um longo epitélio juncional coronalmente à crista óssea e as fibras do tecido conjuntivo correram paralelamente às superfícies radiculares adjacentes, sem evidência de inserção no cemento ou no osso. Não houve evidência de regeneração do cemento, inserção de fibras de tecido conjuntivo ou suporte ósseo alveolar. Os autores concluíram que o rhPDGF-BB + fosfato beta-tricálcico pode ser utilizado como uma alternativa viável ao CTG para obter a regeneração periodontal de defeitos de recessão gengival.

Vários estudos de séries de casos apoiam a utilização do rhPDGF-BB como uma alternativa aceitável aos enxertos de tecido conjuntivo (CTG) para cobrir defeitos de recessão gengival. A utilização deste novo procedimento e material elimina a necessidade de um local doador palatino e, por conseguinte, representa uma cirurgia menos invasiva para o paciente, ao mesmo tempo que alivia o clínico de um fornecimento limitado de local doador. Os estudos histológicos também forneceram fortes evidências da regeneração periodontal de defeitos de recessão utilizando a terapia com factores de crescimento. Embora os resultados regenerativos destes estudos sugiram que o tratamento de defeitos de recessão com fator de crescimento derivado de plaquetas pode previsivelmente levar à formação de novo cemento, à inserção de fibras de tecido conjuntivo e ao suporte ósseo alveolar, os resultados a longo prazo em defeitos de recessão que ocorrem naturalmente apoiariam ainda mais a evidência de regeneração após o tratamento com fator de crescimento.

Defeitos do rebordo alveolar :

A regeneração vertical efectiva de rebordos alveolares edêntulos severamente atrofiados continua a ser uma tarefa difícil para os cirurgiões, apesar dos avanços significativos na terapêutica de regeneração óssea. A restauração da altura óssea vertical nestes segmentos atrofiados do maxilar é fundamental para a sobrevivência e função dos implantes a longo prazo. Numerosos procedimentos, incluindo a divisão óssea, a osteogénese de distração, a erupção dentária forçada, a regeneração óssea guiada e o enxerto ósseo autógeno onlay, oferecem aos cirurgiões uma gama de abordagens alternativas para a gestão da atrofia óssea alveolar grave. No entanto, cada um destes procedimentos tem potenciais complicações e tem mostrado um sucesso limitado no tratamento da perda óssea alveolar severa. Por este motivo, os investigadores tentaram recentemente utilizar o rhPDGF-BB para a regeneração da atrofia óssea alveolar grave.

Schwarz et al (2009) [58], investigaram por imunohistoquímica os efeitos do rhPDGF-BB nas fases iniciais da regeneração óssea guiada (ROG) em defeitos crónicos da crista lateral em cães, utilizando fosfato de cálcio bifásico (BCP) como veículo. Oito defeitos crónicos da crista lateral mandibular em quatro cães beagle (dois defeitos cada) que foram criados cirurgicamente por extração de segundos, terceiros e quartos pré-molares mandibulares e maxilares. Os locais do primeiro e segundo molares foram aleatorizados num desenho de boca dividida para receber BCP + rhPDGF-BB + membrana de colagénio (CM) como local de teste e BCP + CM como local de controlo. Três semanas após a cirurgia, os animais foram sacrificados e blocos dissecados foram preparados para análise imunohistoquímica (angiogenesistransglutaminase II [TG]) e histomorfométrica (por exemplo, área aumentada [AA] e tecido mineralizado [MT]). A atividade biológica do BCP carregado com rhPDGF-BB foi verificada utilizando ensaios de fosfatase alcalina e de desidrogenase láctica em cultura de células SaOs-2-osteoblastos. Os resultados mostraram

que ambos os grupos apresentaram um padrão comparável de formação de vasos sanguíneos

e de osso, principalmente a partir do osso alveolar adjacente. [2222]Os locais de teste

mostraram uma reatividade pronunciada ao antigénio TG, associada a valores médios de

AA (8,5 - 0,9 mm vs. 7,1 - 1,1 mm) e MT (2,7 - 0,9 mm vs. 1,7 - 0,8 mm) estatisticamente

mais elevados do que nos locais de controlo. A atividade biológica relativa, expressa como

a produção média de ALP das células (mU/h), foi estatisticamente superior no grupo BCP +

rhPDGF-BB. Os autores concluíram que o BCP + rhPDGF-BB pode ter o potencial de

apoiar as fases iniciais da regeneração óssea guiada em defeitos crónicos da crista lateral.

[102]Simion et al (2009) , num estudo pré-clínico, avaliaram a segurança e a eficácia de um

bloco ósseo de hidroxiapatite e colagénio equino (eHAC) infundido com fator de

crescimento recombinante humano derivado de plaquetas purificado (rhPDGF-BB), com ou

sem uma membrana de colagénio, para obter um aumento ósseo vertical em defeitos

mandibulares graves de tamanho crítico num modelo canino padronizado. Foram criados

defeitos mandibulares posteriores bilaterais simulando uma atrofia óssea localizada grave

em 12 foxhounds adultos após a remoção dos quatro pré-molares mandibulares. Após um

período de cicatrização de 3 meses, os defeitos foram enxertados da seguinte forma: grupo

A: bloco eHAC isolado; grupo B: bloco eHAC + membrana de colagénio; grupo C: bloco

eHAC + rhPDGF-BB; grupo D: bloco eHAC + rhPDGF-BB + membrana. De um total de

24 locais 10 locais foram distribuídos aleatoriamente pelos grupos A e B, e 14 locais foram
distribuídos aleatoriamente pelos grupos C e D. Os animais foram sacrificados após 5 meses
e as áreas enxertadas foram examinadas histologicamente, radiograficamente e
clinicamente. Os resultados mostraram que os grupos A e B (controlos) tiveram pouca ou
nenhuma regeneração óssea vertical. O grupo C apresentou uma regeneração óssea vertical
significativa, com osso denso e bem vascularizado, elevado contacto osso-implante e
substituição acelerada das partículas de enxerto por osso recém-formado. No grupo D, a
regeneração óssea robusta foi menos evidente do que no grupo C. Os autores concluíram
que os blocos de osso perfundidos com factores de crescimento podem levar a uma
regeneração óssea substancial, demonstrando o potencial da engenharia de tecidos na gestão
de defeitos ósseos do maxilar difíceis de tratar.

[59]Nevins et al (2009) , avaliaram a eficácia de uma combinação de rhPDGFBB e substituto ósseo de colagénio mineralizado (MCBS) para a preservação do rebordo quando administrado num alvéolo de extração com defeitos de deiscência da parede oral. Os dentes do estudo foram extraídos e as cavidades foram limpas de tecido de granulação. Foram efectuadas três medições para cada alvéolo de extração: a profundidade do defeito, a perda de placa bucal e a largura do alvéolo. O defeito do alvéolo de extração foi preenchido com MCBS hidratado com rhPDGF-BB, que foi colocado progressivamente no defeito (proporção: 250 mg MCBS/0,5 mL rhPDGF-BB) e condensado para assegurar a estabilidade do material particulado. A revisão cirúrgica do local de tratamento foi efectuada aos 4 ou 6 meses. Foram efectuadas biópsias de núcleo trepidado do centro da área tratada. Os implantes dentários foram então colocados nos locais regenerados. A variável de resultado primário foi a qualidade óssea, medida por tomografia computorizada e avaliação histológica. As variáveis secundárias foram a qualidade e a quantidade óssea observadas clínica e radiograficamente. A observação clínica mostrou uma substância firme, semelhante ao osso, em todos os locais. Os resultados da microtomografia computorizada revelaram um novo osso robusto, com a persistência de algumas partículas de MCBS. Os resultados histológicos revelaram a formação de osso novo em todas as cavidades de extração, com contacto íntimo entre o osso novo e os restos de MCBS. Com base na avaliação por micro-CT, as percentagens médias de osso novo (23,2%), MCBS residual (9,5%) e tecido mole (67,3%) no grupo de 4 meses foram comparáveis às percentagens médias de osso novo (18,2%), MCBS residual (17,1%) e tecido mole (64,7% ± 7,1%) observadas no grupo de 6 meses. Os autores concluíram que a combinação de rhPDGFBB e MCBS preservou o rebordo e reduziu o tempo de tratamento para a colocação de implantes.

Simion et al (2007) [60], efectuaram uma avaliação clínica e histológica de dois casos clínicos em que foi realizado um aumento ósseo tridimensional utilizando rhPDGF-BB em combinação com enxerto ósseo bovino desproteinizado. O caso 1 necessitava de implantes osseointegrados na região dos pré-molares e molares inferiores esquerdos. As radiografias revelaram um volume, altura e largura ósseos inadequados. Um bloco de osso bovino desproteinizado embebido em rhPDGF foi adaptado ao defeito e fixado à parede óssea vestibular. Após 5 meses, aquando da reinserção, verificou-se uma integração entre o bloco de osso bovino esponjoso e o osso basal. O caso 2 apresentava um defeito ósseo vertical profundo na região posterior esquerda da mandíbula. Após a reflexão do retalho, observou-se um defeito ósseo vertical de 11 mm. Foram colocadas partículas de osso bovino desproteinizado embebidas numa matriz de colagénio infundida com rhPDGF-BB na parte superior do defeito. Após 5 meses, o defeito ósseo parecia estar completamente preenchido com tecido duro que se assemelhava clinicamente a osso, e a área apresentava um ganho vertical total de 10 mm. Foram colocados 3 implantes nos locais do segundo pré-molar, primeiro e segundo molar e posteriormente carregados. Os resultados clínicos e histológicos mostraram uma melhor cicatrização dos tecidos moles e duros. Os autores concluíram que a utilização de rhPDGF- BB em combinação com um enxerto de osso bovino desproteinizado pode ter o potencial de regenerar grandes defeitos ósseos alveolares tridimensionais em humanos.

[61]Fagan et al (2008), num relatório de caso, documentaram uma abordagem de engenharia de tecidos para o desenvolvimento de tecidos moles e duros no local do implante após a extração do incisivo central maxilar esquerdo. O dente tinha uma bolsa avançada e formação de abcesso recorrente após um tratamento endodôntico falhado. O dente foi extraído e o defeito resultante revelou uma placa vestibular em falta e tecido mole

insuficiente para a estética anterior. O defeito media 15 mm na vertical e 7-8 mm na horizontal. Após a extração, o defeito ósseo foi preenchido com um aloenxerto ósseo mineralizado liofilizado misturado com fator de crescimento humano derivado de plaquetas recombinante (rhPDGF), e uma membrana de politetrafluoroetileno expandido reforçada com titânio (para ajudar a manter o espaço) foi colocada sobre o enxerto. O défice de tecido mole foi corrigido com um enxerto de tecido conjuntivo pediculado e o leito do enxerto foi lavado com rhPDGF. Foi efectuada uma prótese provisória e, 7 meses após a cirurgia, o local foi reexaminado para a colocação do implante. O local do enxerto foi colhido para análise histológica e foi colocado um implante. O implante foi posteriormente osseointegrado e restaurado. Os resultados radiográficos e clínicos foram aceitáveis. A análise histológica revelou aproximadamente 48% de osso tecido com remodelação do osso tecido em osso lamelar, sugerindo regeneração óssea. Os autores salientaram o potencial da utilização do rhPDGF para a preparação simultânea do local do implante em tecidos moles e duros.

[2]Byun et al (2008) [6] , apresentaram uma técnica utilizando rhPDGF-BB + 0-TCP + membrana de colagénio como materiais para aumento ósseo em "sanduíche" para reconstruir um rebordo deficiente. Uma mulher de 65 anos de idade apresentou uma fístula labial na área apical do incisivo lateral esquerdo do maxilar. O tecido que rodeava a fístula estava cicatrizado e descolorido devido a uma cirurgia periapical anterior. O dente foi extraído com preservação do alvéolo utilizando uma membrana de colagénio bioabsorvível. O implante foi colocado após 5 meses de cicatrização do alvéolo. No entanto, durante a colocação do implante, ocorreu uma fenestração apical e uma fratura da placa labial. Foi colocado osso autógeno na superfície exposta do implante e a membrana de rhPDGF-BB + 0-TCP + colagénio foi colocada sobre o osso autógeno e a superfície fracturada. Após 5

meses de cicatrização, foi efectuada uma segunda intervenção cirúrgica para expor o implante. A fenestração apical e o osso labial fracturado cicatrizaram completamente. Os autores concluíram que a combinação de rhPDGF-BB e 0-TCP pode ser um material adequado para um aumento ósseo previsível, particularmente no aumento ósseo em sanduíche.

[6]Nevins et al (2009) 3, avaliaram um procedimento minimamente invasivo de aumento do rebordo alveolar (técnica de tunelização) que utilizou o fator de crescimento derivado de plaquetas humano recombinante BB (rhPDGF-BB) em combinação com três scaffolds particulados, incluindo aloenxerto ósseo liofilizado (FDBA), enxerto ósseo bovino anorgânico (ABBG) e substitutos ósseos de colagénio mineralizado (MCBS). 12 pacientes foram distribuídos aleatoriamente em três grupos: grupo A- FDBA hidratado com rhPDGF-BB (0,3 mg/mL), grupo B- ABBG hidratado com rhPDGF-BB e grupo C- ABBG/MCBS hidratado com rhPDGF-BB. Nos grupos A e B, o colagénio foi misturado com o material de enxerto para melhorar as suas propriedades de manuseamento. As tomografias computorizadas foram obtidas antes da cirurgia e antes da reintervenção às 14 semanas. A recuperação clínica revelou um volume ósseo suficiente para a colocação do implante em todos os pacientes dos grupos A e B e em dois dos quatro pacientes do grupo C. Foram obtidas biópsias de núcleos de trefina, que foram avaliadas por microCT, microscopia eletrónica de varrimento com retrodifusão (BE-SEM) e microscopia ótica. A formação de novo osso foi consistentemente observada por BE-SEM e análise histológica para ambas as amostras dos grupos A e B. A formação de osso novo tecido e lamelar foi observada em ambos os grupos. O osso tecido e lamelar recém-formado estava em estreito contacto com as partículas de enxerto. As amostras ABBG/MCBS (Grupo C) apresentaram resultados mais variáveis, com encapsulamento fibroso das partículas de enxerto e evidência

histológica limitada de formação de novo osso. Os autores concluíram que os scaffolds FDBA e ABBG parecem ser adequados para a administração de rhPDGF-BB para o aumento do rebordo utilizando técnicas cirúrgicas minimamente invasivas.

Vários investigadores relataram uma regeneração óssea vertical significativa em defeitos graves do rebordo alveolar, utilizando um bloco ósseo aloplástico infundido com rhPDGF-BB. Por conseguinte, a abordagem de engenharia de tecidos pode oferecer uma alternativa viável e atractiva às modalidades de tratamento actuais para a gestão cirúrgica da atrofia óssea grave do maxilar. O fator de crescimento derivado de plaquetas humanas recombinante (rhPDGF-BB), com os seus potentes efeitos quimiotácticos e mitogénicos nas células alvo, tais como o ligamento periodontal e o osso alveolar, bem como o seu papel crítico na angiogénese, tem o potencial de desempenhar um papel eficaz no tratamento da atrofia óssea alveolar grave.

5 BETA - TCP COMO SUPORTE PARA MATERIAIS REGENERATIVOS

O principal objetivo do tratamento periodontal é controlar a infeção causada pelo biofilme bacteriano oral e, assim, travar a perda progressiva de inserção e/ou impedir a progressão da doença. Idealmente, o tratamento deve resultar na regeneração/reconstituição do aparelho de inserção periodontal, previamente perdido devido à doença. Histologicamente, isto implica que, após a terapia periodontal, se forme um novo cemento com fibras de colagénio inseridas funcionalmente orientadas na parte anteriormente exposta/afetada da raiz, em paralelo com a formação de novo osso alveolar [64]. Entre outras abordagens, o uso de enxertos e/ou substitutos ósseos no tratamento de defeitos periodontais intra-ósseos foi um procedimento comum no passado, e foi baseado na crença generalizada de que estimular o recrescimento do osso alveolar também promoveria a formação de novos anexos [65]. [109]No entanto, em vários estudos experimentais em animais e relatos de casos histológicos em humanos, a implantação de vários tipos de enxertos/substitutos ósseos em diferentes tipos de defeitos periodontais não demonstrou um efeito benéfico destes materiais na regeneração periodontal, e a cicatrização foi frequentemente caracterizada por partículas de enxerto predominantemente enterradas em tecido conjuntivo, formação óssea mínima e o estabelecimento de um epitélio juncional longo sobre grandes porções da raiz, numa série de estudos experimentais em animais realizados na década de 1980, observou-se que a regeneração do osso alveolar e o restabelecimento da ligação do tecido conjuntivo à superfície da raiz são fenómenos não relacionados - ou seja, a regeneração do osso alveolar e o restabelecimento da ligação do tecido conjuntivo à superfície da raiz são fenómenos não relacionados.e., [66]o tecido ósseo carece de células capazes de regenerar o ligamento periodontal - e que a regeneração periodontal pode ser conseguida impedindo fisicamente que o tecido conjuntivo gengival e o epitélio entrem em contacto com a superfície radicular durante a cicatrização, através de uma barreira de membrana (ou seja, o método de regeneração tecidular guiada/GTR) . Assim, com base no conhecimento acumulado nas experiências acima referidas, tornou-se difícil justificar a colocação de enxertos ósseos em defeitos periodontais ósseos para promover a cicatrização óssea e, consequentemente, a regeneração periodontal.

[67]Por outro lado, os conhecimentos obtidos a partir de uma série de experiências mais recentes em animais sobre a cicatrização de feridas periodontais indicam que a exclusão do epitélio e do tecido conjuntivo per se não é necessariamente o pré-requisito absoluto para a regeneração periodontal, e que esta última pode ser alcançada em função da estabilidade da ferida pós-operatória, da maturação não comprometida da ferida e da disponibilização de espaço. De facto, a regeneração periodontal de extensão variável foi descrita em relatos de casos histológicos de dentes humanos, após a implantação de autoenxertos intra-orais ou extra-orais, aloenxertos ósseos desmineralizados liofilizados (DFDBA) ou minerais ósseos bovinos desproteinizados (DBBM) sem a utilização de uma membrana, o enxerto/substituto ósseo contribui provavelmente, em primeiro lugar, para a estabilidade da ferida e para assegurar espaço para o tecido em regeneração, em vez de melhorar efetivamente a formação óssea e, consequentemente, a regeneração periodontal.

Em teoria, a utilização de substitutos ósseos sintéticos (aloplastos) pode ultrapassar alguns dos inconvenientes dos enxertos ósseos autógenos, alogénicos ou xenogénicos. [6869]Por exemplo, os enxertos autógenos apresentam uma reabsorção imprevisível, requerem um local de cirurgia adicional, tempo e custos, e resultam num aumento da morbilidade no local do dador, ao passo que o desempenho dos aloenxertos depende em grande medida do tipo e do processamento do tecido do dador e, teoricamente, comporta algum risco de rejeição imunomediada do enxerto e de transmissão de doenças infecciosas. Além disso, ao contrário dos materiais xenogénicos, os aloplastos têm teoricamente a vantagem de as suas características físico-químicas poderem ser mais ou menos adaptadas às necessidades da indicação específica. O fosfato tricálcico (TCP) é uma cerâmica de fosfato de cálcio que parece reabsorver de forma imprevisível quando implantado em tecidos duros e moles [70]. As provas mostram que as taxas de reabsorção do TCP variam entre os tecidos moles e duros, sendo mais rápidas no osso [71]. O Cerasorb beta-TCP em fase pura (Curasan) caracteriza-se por uma pureza de >99% do isómero beta. Devido ao seu pH fisiológico, à ausência total de isómero alfa e à microporosidade interligada, este material é reabsorvido de forma mais rápida e previsível e substituído por osso recém-formado sem qualquer resíduo. A taxa de reabsorção corresponde assim à formação de novo osso [72]. O fosfato beta-tricálcico (P-TCP) [Ca3(PO4)2] pertence ao grupo das biocerâmicas bioactivas totalmente sintéticas.

O fosfato p-tricálcico (P-TCP) demonstrou ter uma boa biocompatibilidade e osteocondutividade em estudos clínicos e em animais. [73]Ogose et al referiram que este material apresentava uma osteocondutividade marcada e era absorvido por um processo mediado por células na fase inicial após a implantação no côndilo femoral do rato. Além disso, também apresentou uma osteocondutividade e uma bioreabsorção acentuadas após a implantação no osso humano. [4]Embora o P-TCP seja normalmente utilizado como um material osteocondutor para fornecer o suporte físico básico para o crescimento das células ósseas [7], a aplicabilidade do P-TCP no tratamento de defeitos ósseos parece ter um grande potencial de expansão quando utilizado em conjunto com o PDGF.

Embora a aplicação do fator de crescimento derivado de plaquetas (PDGF) na regeneração periodontal seja promissora, uma utilização clínica aceitável requer um suporte adequado. Questões como a segurança, a biocompatibilidade e a biodegradabilidade do veículo, a esterilidade, a manutenção da estabilidade e eficácia do PDGF e a facilidade de manuseamento devem ser consideradas para esse veículo. O veículo deve permitir que a formulação seja farmacologicamente eficaz e farmaceuticamente aceitável. Vários investigadores investigaram a possibilidade de utilizar o fosfato beta-tricálcico como veículo para vários agentes regeneradores periodontais.

[75]Trisi et al (2003) avaliaram o efeito do p-TCP de fase pura na regeneração óssea em defeitos artificiais da mandíbula, utilizando cilindros ocos de titânio implantados nos maxilares posteriores. Cilindros ocos de titânio chamados "câmaras de crescimento ósseo" (BGCs) com um diâmetro interno de 2,5 mm e um comprimento de 5 mm foram implantados em cinco voluntários. Foram preparados dois locais em cada paciente e foram inseridas duas BGCs nos orifícios ósseos preparados. Um deles era um dispositivo de controlo sem qualquer material colocado no orifício do cilindro, enquanto que partículas de 150-500pm de 0-TCP foram colocadas no interior do BGC de teste. Todos os BGCs foram removidos 6 meses após a colocação. A cirurgia de remoção foi efectuada ao mesmo tempo que a cirurgia de implante da fase 2. A análise hostomorfológica do osso cultivado no grupo de teste mostrou um valor médio de 27,84%, em comparação com 17,90% no grupo de controlo. A análise estatística não revelou diferenças significativas entre os grupos de teste e de controlo. 3 casos do grupo de controlo apresentaram uma grande quantidade de regeneração óssea. Nos outros dois casos, foi encontrada uma pequena quantidade de osso no interior da câmara. Um fenómeno semelhante foi observado no grupo de teste. Os autores demonstraram a cicatrização espontânea de defeitos infra-ósseos artificiais na mandíbula. O 0-TCP puro foi reabsorvido ao mesmo tempo que se formava novo osso maxilar, sem interferir com a formação da matriz óssea.

[76]Stavropoulos et al (2009) , num relato de caso, avaliaram clínica e histologicamente a cicatrização após o tratamento de defeitos intra-ósseos avançados com desbridamento de retalho aberto e implantação de um produto de p-TCP granular disponível

comercialmente. Foram incluídos no estudo 5 pacientes com periodontite crónica e defeitos intra-ósseos avançados combinados de 1 e 2 paredes num dente programado para extração, ou ressecção radicular devido a destruição periodontal avançada e/ou outras considerações protéticas. A recessão gengival (RG) e o nível de inserção clínica (NIC) foram registados em 6 locais por dente. Após incisões intra-célvicas, os retalhos mucoperiosteais foram levantados, o tecido de granulação foi removido dos defeitos, foi preparado um entalhe horizontal e os defeitos foram preenchidos com 0-TCP granular. Aproximadamente 6 meses após a cirurgia, os dentes ou raízes foram removidos juntamente com alguns dos tecidos moles e duros circundantes e processados para avaliação histológica. Os resultados mostraram uma redução na profundidade de bolsa (PD) de 10,8 mm antes da cirurgia para 4,6 mm, enquanto foi observado um ganho de CAL de 5,0 mm. A recessão gengival aumentou em 1,2 mm. A avaliação histológica indicou a formação de novo cemento celular com a inserção de fibras de colagénio numa extensão variável (1,9 mm) coronalmente à extensão mais apical da instrumentação da raiz. A formação de osso novo foi de 1,0 mm. Na maioria dos espécimes, as partículas de 0 -TCP estavam embebidas em tecido conjuntivo, enquanto a formação de tecido mineralizado semelhante a osso ou cimento em torno das partículas só foi observada ocasionalmente. Os autores concluíram que o tratamento de defeitos periodontais intra-ósseos com 0 -TCP pode resultar em melhorias clínicas substanciais, como a redução da DP e o ganho de CAL, mas não melhorou o cemento, o ligamento periodontal e a regeneração óssea.

[77]Peter et al (1998) estudaram a degradação in vivo e a biocompatibilidade do andaime compósito injetável de fumarato de polipropileno (PPF)/fosfato de cálcio P-tri (P-TCP) e tentaram avaliar se a formulação do material compósito afectava o tempo de degradação in vivo e se afectava a resposta inflamatória ao longo da degradação durante a implantação. O PPF foi sintetizado e o compósito foi preparado e mantido em condições

estéreis até à implantação (menos de 2 horas). Foram utilizados ratos Lewis machos (325-350 g) para todas as amostras. Foi efectuada uma incisão com cerca de 2 cm de comprimento ao longo da linha média entre as patas dianteiras. Foram feitas bolsas subcutâneas à esquerda e à direita da incisão. Foi colocado um cilindro de PPF em cada bolsa, de modo a que fossem implantadas duas amostras da mesma formulação em cada animal e as incisões foram suturadas. As propriedades mecânicas do compósito e as interacções tecidulares locais foram analisadas durante um período de 12 semanas. Os resultados indicaram um aumento inicial do módulo de compressão e da resistência para as formulações de compósitos que incorporam fosfato tricálcico P. Foram também analisadas amostras que incorporam um PPF mais elevado. As amostras que incorporam um rácio PPF/N-vinilpirrolidinona mais elevado atingiram uma resistência máxima à compressão de 7,7 MPa e um módulo de compressão máximo de 191,4 MPa às 3 semanas. As amostras com um rácio PPF/N-vinilpirrolidinona mais baixo atingiram um pico inicial de resistência à compressão de 7,5 MPa e um módulo de compressão de 134,0 MPa após 1 semana. Após 6 semanas, todas as amostras das formulações que incorporavam P -TCP desfizeram-se durante a contração e não foram testadas mecanicamente. Os autores concluíram que as amostras que não incorporavam P -TCP eram muito fracas e insuficientes para a substituição óssea após 4 dias ou mais. Tamura et al (2007) avaliaram a adequação de um bloco de fosfato tricálcico poroso (0 -TCP) como biomaterial para enxerto ósseo onlay num estudo experimental utilizando calvária de coelho e determinaram se a adição de plasma rico em plaquetas (PRP) poderia acelerar a formação óssea in vivo dentro dos poros do bloco 0 -TCP. Em 8 coelhos, a calvária foi exposta e a medula óssea foi penetrada. O grupo experimental foi tratado com blocos de 0 -TCP misturados com PRP, enquanto o grupo de controlo foi tratado apenas com sangue venoso. Cada bloco foi colocado no osso, fixado com um parafuso de titânio e coberto com um retalho de pele. Os animais foram sacrificados ao fim de 3 meses e os tecidos que se tinham desenvolvido nos blocos foram submetidos a eutanásia. As medições histológicas e histomorfométricas mostraram que não havia infiltração inflamatória à volta dos blocos em nenhum dos grupos. Observou-se a formação de osso novo nos blocos a partir do osso de origem em ambos os grupos. O osso mineralizado gerado tendeu a elevar-se ao longo das paredes internas do bloco. Para além disso, observou-se a formação de osso mineralizado à volta do parafuso de titânio. Além disso, não houve diferença significativa entre os grupos experimental e de controlo nas quantidades relativas de tecido recém-gerado e osso mineralizado gerado nos blocos. Os autores concluíram que o bloco poroso 0 -TCP era um biomaterial promissor para situações clínicas que requerem aumento ósseo; no entanto, a adição de PRP não induziu uma formação óssea significativamente maior.

[79]Eslaminejad et al (2007) avaliaram a diferenciação óssea de células estaminais mesenquimais derivadas da medula óssea utilizando suportes híbridos de fosfato tricálcico-alginato-gelatina. Foi desenvolvida e testada uma nova estrutura híbrida composta por fosfato tricálcico, alginato e gelatina para estabelecer um sistema de cultura tridimensional (3D), utilizando a esponja desenvolvida e as MSC para criar tecido ósseo. Para fabricar o suporte, foi preparado um composto de fosfato tricálcico, alginato e gelatina, que foi moldado em pellets com 1 cm de diâmetro. A esponja foi então fabricada por secagem num liofilizador durante 12 horas. A porosidade, o tamanho médio dos poros, o módulo de compressão e a resistência da esponja compósita fabricada no estudo foram de 89,7%, 325,3 *iim.* 1,82 e 0,196 MPa, respetivamente. Para estabelecer um sistema de cultura 3D, as MSC derivadas da medula óssea de rato foram suspensas em gel de colagénio diluído a 500 pl, carregadas na esponja porosa e alimentadas com meio com ou sem suplementos osteogénicos durante 3 semanas. No dia seguinte ao carregamento, as células apareceram nos espaços internos do suporte, onde mais tarde algumas delas de ambas as culturas

sobreviveram, ancorando-se às superfícies. No final do período de cultura, as células que aderiam individualmente a ambas as culturas foram substituídas por agregados celulares, nos quais foi detectada uma matriz mineralizada através da coloração com Alizarin Red. Além disso, a análise RT-PCR indicou que o gene osteocalcina, específico do osso, era expresso nas culturas na presença e na ausência de suplementos osteogénicos. Os autores concluíram que a esponja híbrida de fosfato tricálcico-alginato-gelatina desenvolvida era um material de suporte adequado para a engenharia de tecidos ósseos, uma vez que tem um tamanho médio de poro adequado, comparável ao do osso esponjoso, de modo a que as MSCs possam penetrar facilmente na sua porosidade, fixar-se a ela e diferenciar-se em agregados celulares positivos para os antigénios osteocalcina e osteopontina e para a matriz mineralizada que contém.

[80]Ongpipattanakul et al (1997) estudaram a combinação de fosfato tricálcico e grânulos de amilopectina como matriz de transporte para o fator de crescimento transformador-beta humano recombinante (rhTGF-P1). As características da libertação in vitro de TGF-P1 do transportador foram avaliadas em meios com e sem soro. ₁Além disso, a eficácia in vivo e a libertação de rhTGF-P1 do suporte foram avaliadas em defeitos segmentares unilaterais em raios de coelho. ₁O fosfato tricálcico (TCP), a amilopectina e a solução de rhTGF- p foram misturados numa proporção de 2:1:1 (peso:volume). ₁O TCP foi combinado com amilopectina para formar uma pasta de suporte de rhTGF- p para aplicações de reparação óssea. A eficácia in vivo foi avaliada, em comparação com um grupo de controlo simulado e um grupo tratado com placebo, utilizando defeitos segmentares unilaterais (1 cm) nos rádios dos coelhos para avaliar a libertação a partir do local do implante, bem como a absorção sistémica, e para demonstrar a eficácia do rhTGF-bi na pasta TCP/amilopectina. ₁Foram utilizados três grupos de 6 coelhos por grupo para

comparar a eficácia in vivo do suporte contendo 10 mg de rhTGF- p , do placebo (apenas suporte) e da cicatrização de defeitos operados com simulacro deixados vazios. ₁Aproximadamente 80% do rhTGF- p foi libertado do suporte no espaço de 24 horas após a incubação in vitro em soro. A atividade biológica total foi mantida, sugerindo que o fator de crescimento era estável nesta formulação antes e depois da libertação in vitro. ₁As radiografias dos locais dos defeitos tiradas a intervalos regulares e os testes mecânicos dos membros tratados aos 56 dias mostraram uma maior incidência de união óssea radiográfica no grupo tratado com rhTGF- p em comparação com o grupo placebo. A farmacocinética do fator de crescimento in vivo, avaliada no mesmo modelo de coelho, sugeriu que o rhTGF-b1 persistiu intacto no local do defeito durante mais de 21 dias. ₁[131125]₁A imagiologia gama e a recuperação da radioatividade dos defeitos que receberam rhTGF-p marcado (I) e (I), respetivamente, estimaram que a semi-vida do rhTGF-p removido do local de aplicação era de 4 a 6 dias. ₁Os autores demonstraram o potencial do rhTGF- p e dos seus transportadores para o tratamento de defeitos ósseos.

[81]Yosei et al (2009) , determinaram o efeito do 0-TCP na regeneração dos tecidos periodontais através de uma combinação de partículas de 0-TCP e do fator básico de crescimento de fibroblastos (FGF-2) em defeitos intra-ósseos de tipo 2 criados cirurgicamente em 15 cães beagle. Os defeitos intra-ósseos foram distribuídos aleatoriamente pelos seguintes grupos (6 locais em cada grupo): Grupo FGF-2 sozinho, tratado com 200 pg de FGF-2 e solução de hidroxipropilcelulose (HPC); grupo 0-TCP/FGF-2, com 0-TCP de tamanho de macroporo 100 - 400 pm, diâmetro 0,5 -1,5 mm, e porosidade 75% e um grupo de controlo (0- TCP sozinho). Foram efectuadas análises histológicas, de microscopia eletrónica de varrimento e morfométricas às 2, 4 e 8 semanas após o tratamento. Os resultados mostraram que no grupo de controlo, 8 semanas após a cirurgia periodontal, a regeneração periodontal estava limitada à base dos defeitos ósseos com osso

incompleto e recém-formado à volta das partículas de 0- TCP. No grupo FGF-2 sozinho, 2 semanas após a cirurgia, foi observada formação óssea na base dos defeitos. Quatro semanas após a cirurgia, houve um aumento na formação de osso novo com tecido conjuntivo na área coronal. Oito semanas após a cirurgia, ocorreu formação de osso novo na parte apical dos defeitos, enquanto as partes medial e superior dos defeitos estavam rodeadas por tecido conjuntivo denso. No grupo 0-TCP/FGF-2, 2 semanas após a cirurgia, os defeitos ósseos foram preenchidos com tecido conjuntivo recém-formado. Quatro semanas após a cirurgia, a formação de osso novo aumentou e as partículas de 0-TCP nos defeitos estavam rodeadas por tecido ósseo novo. Oito semanas após a cirurgia, as partículas de 0-TCP estavam integradas no tecido ósseo. O grupo 0-TCP/FGF-2 mostrou um aumento significativo na formação de osso novo (76,3% *vs.* 65,3%) e de cimento (81,0% *vs.* 68,3%) em comparação com o grupo FGF-2 isolado. Os autores concluíram que o 0-TCP foi útil como um suporte para a formação de novo osso, funcionando como um suporte para a disposição e apoio do FGF-2 em defeitos ósseos.

[82]Shyh Ming Kuo et al (2008) avaliaram a eficácia da regeneração tecidular guiada (RTG) utilizando uma membrana composta de 0-TCP/Chitosan. Foram preparados três tipos de membranas de P-TCP/Chitosan, com um rácio de peso de b-TCP/chitosan de 65:35, 33:67 e 10:90, para três categorias: resistência mecânica para criar um intervalo eficaz; velocidade para atingir o equilíbrio hidrolítico em solução tampão de fosfato; e facilidade de manuseamento clínico. Foram utilizados coelhos brancos da Nova Zelândia, com peso entre 1,5 e 2 kg, num estudo aleatório e cego. Foram efectuados defeitos cranianos transósseos normalizados de tamanho crítico (8 mm de cavidade) e as áreas dos defeitos foram cobertas com membranas de quitosano especialmente preparadas. Após 4 semanas de recuperação, os resultados mostraram diferentes graus de cicatrização óssea sob as membranas de 0-TCP/quitosano em comparação com o grupo de controlo. A área coberta pelas membranas

de 0-TCP/quitosano apresentava um claro espaço de fronteira entre o tecido conjuntivo e o tecido ósseo. Os autores concluíram que as membranas de quitosano p-TCP preparadas no estudo pareciam muito promissoras para aplicação em GTR e que se indicava uma boa oclusão celular e efeitos benéficos de osteogénese por parte destes materiais bioabsorvíveis para a cicatrização de feridas.

[83]Al-Zube et al (2009) estudaram o efeito do fator de crescimento derivado de plaquetas humano recombinante BB (rhPDGF-BB) e do fosfato beta-tricálcico (0-TCP)/matriz de colagénio na melhoria da consolidação de fracturas num modelo de rato diabético. Foram utilizados para o estudo ratos wistar diabéticos com 60 dias de idade. Foi realizada uma fratura fechada da diáfise média no fémur direito de cada modelo. Doses baixas (22 tig) e altas (75 ug) de PDGF-BB humano recombinante (rhPDGF-BB) foram aplicadas diretamente nos locais de fratura do fémur de ratos Wistar BB diabéticos, que foram depois comparados com animais de controlo, não tratados ou tratados com veículo. Os resultados mostraram que o tratamento com rhPDGF-BB aumentou significativamente a proliferação precoce das células do calo em comparação com as amostras de controlo. O tratamento com doses baixas de rhPDGF-BB aumentou significativamente os valores de pico de torque do calo às 8 semanas após a fratura, em comparação com os animais de controlo. O tratamento com doses elevadas de rhPDGF-BB aumentou a área do calo ósseo às 12 semanas após a fratura. Com base nestes resultados, os autores concluíram que o tratamento com rhPDGF-BB melhora os efeitos da diabetes na consolidação das fracturas, promovendo a proliferação celular precoce que, em última análise, conduz a um aumento da formação óssea. A aplicação tópica de rhPDGF-BB pode constituir uma nova abordagem terapêutica para o tratamento de fracturas cuja consolidação é dificultada pela diabetes.

[84]Murai et al, 2005, avaliaram os efeitos do derivado da matriz de esmalte (EMD) e

do fosfato P-tricálcico (P-TCP) no aumento ósseo com uma capa de titânio na calvária de coelhos, utilizando 14 coelhos brancos japoneses machos adultos. A testa de cada coelho foi raspada e foi criado um retalho de pele utilizando uma incisão linear que foi elevada lateralmente. A calvária foi exposta, foi preparado um sulco circular, a medula foi penetrada e uma tampa hemisférica de titânio padrão foi colocada no sulco. No local de teste, a tampa foi preenchida com uma mistura de EMD + P-TCP e no local de controlo apenas com P-TCP. Um e três meses após a implantação da tampa, os animais foram sacrificados, foram preparadas secções histológicas, coradas com base de fuschina e azul de metileno, e examinadas ao microscópio de luz. Ao fim de um mês, o EMD tendeu a aumentar a quantidade de osso, mas não houve diferença significativa na quantidade de tecido novo e de osso mineralizado entre os locais de controlo e de teste. Os autores concluíram que a mistura de EMD e P-TCP não acelerou a formação óssea em comparação com o P-TCP isolado.

[85]Dori et al (2005) , num estudo clínico controlado, avaliaram a cicatrização de defeitos intra-ósseos profundos após o tratamento com derivado da matriz do esmalte (EMD) + fosfato beta-tricálcico (p-TCP) e compararam-na com a do EMD + mineral ósseo natural (NBM). 24 pacientes com doença periodontal avançada e um defeito intraósseo foram tratados aleatoriamente com uma combinação de EMD + NBM ou EMD + P-TCP. Os parâmetros clínicos avaliados no início e um ano após o tratamento foram o índice gengival (IG), a hemorragia à sondagem (BOP), a profundidade de sondagem (PD), a recessão gengival (GR) e o nível de inserção clínica (CAL). O tratamento cirúrgico consistiu em incisões intracreviculares, reflexão de um retalho mucoperiosteal de espessura total, desbridamento, condicionamento com gel de EDTA e preenchimento do defeito com EMD + NBM ou EMD + P-TCP. Não foram observadas diferenças nos parâmetros estudados na linha de base entre os dois grupos. A cicatrização decorreu sem intercorrências

em todos os doentes. Um ano após o tratamento, os locais tratados com EMD + MNB mostraram uma redução na média de PD de 7,9 mm para 3,2 mm e uma alteração na média de CAL de 8,8 mm para 4,5 mm. No grupo EMD + P-TCP, a DP média foi reduzida de 7,8 mm para 3,2 mm e a CAL média de 8,8 mm para 4,7 mm. Não foi observada diferença significativa entre os dois grupos em termos de redução da DP e ganho de CAL. Os autores concluíram que ambas as terapêuticas estudadas resultaram em reduções significativas da DP e ganhos de CAL um ano após a cirurgia.

O fosfato beta-tricálcico purificado (P-TCP) tem atraído a atenção de vários investigadores devido à sua biocompatibilidade e biodegradabilidade. Uma experiência com animais mostrou que o P-TCP se degradava gradualmente durante o processo de remodelação óssea e era substituído por osso novo e maduro. Verificou-se que o material tem uma boa biocompatibilidade e osteocondutividade no contexto clínico. O material foi bem tolerado em estudos clínicos em humanos e até à data não foram comunicados quaisquer efeitos adversos, tais como reacções alérgicas. A análise histológica efectuada após o preenchimento de defeitos ósseos com este P-TCP também demonstrou a formação de osso à volta das partículas, sublinhando as propriedades de biocompatibilidade e osteocondutividade do material. Apesar de, em defeitos periodontais, o P-TCP não ter demonstrado uma regeneração previsível do cemento radicular e do ligamento periodontal, os resultados de estudos clínicos em humanos indicaram que o tratamento de defeitos infra-braquiais com P-TCP pode resultar numa redução significativa da profundidade de sondagem e em ganhos na fixação clínica. Assim, com base nos dados disponíveis, o P-TCP pode servir como uma moldeira de impressão totalmente bioabsorvível, ao mesmo tempo que permite que os agentes regenerativos melhorem a regeneração periodontal.

Referências

1. Karring T, Nyman S, Lindhe J.: Cicatrização após implantação de raízes afectadas por periodontite em tecido ósseo. J Clin Periodontol. 1980 Abr;7(2):96-105.

2. Egelberg J. Surgical and non-surgical periodontal treatment: Tandlaegebladet. 1986 Oct; 90(18):813-8.

3. Listgarten MA, Rosenburg MM: Estudo histológico da reparação após novos procedimentos de fixação em lesões periodontais humanas. J Periodontol 1979; 50: 333-344.

4. Nyman S, Karring T, Lindhe J, Planten S: Cicatrização após implantação de raízes afectadas por periodontite no tecido conjuntivo gengival. J Clin Periodontol. 1980 Oct; 7(5):394-401.

5. Crigger M, Bogle G, Nilveus R, Egelberg J, Selvig KA: O efeito da aplicação tópica de ácido cítrico na cicatrização de defeitos de furca experimentais em cães. J Periodontal Res. 1978 Nov; 13(6):538-49.

6. Eslaminejad Mohamadreza Baghaban, Hamid Mirzadeh, Yossef Mohamadi e Aghbibi Nickmahzar: Diferenciação óssea de células estaminais mesenquimatosas derivadas da medula óssea utilizando scaffolds híbridos de fosfato tricálcico-alginato-gelatina. J Tissue Eng Regen Med 2007; 1: 417-424.

7. Isidor F, Karring T, Nyman S, Lindhe J.: A importância do crescimento coronal do tecido do ligamento periodontal para a formação de novas ligações. J Clin Periodontol. 1986 Feb ; 13(2):145-50.

8. Nyman S, Lindhe J, Karring T, Rylander H: Nova fixação após tratamento cirúrgico da doença periodontal humana. J Clin Periodontol 1982; 9: 290-296.

9. Gottlow J, Nyman S, Karring T.: Manutenção de novas ligações obtidas através de regeneração tecidular guiada. J Clin Periodontol. 1992; maio; 19(5):315-7.

10. Caffesse RG, Smith BA, Castelli WA, Nasjleti CE: Nova fixação obtida por regeneração tecidular guiada em cães beagle. J Periodontol. 1988 Sep ; 59(9):589-94.

11. Schenk RK. Regeneração óssea: bases biológicas: In: Buser D, Dahlin C, Schenk RK (eds). Guided bone regeneration in implant dentistry (Regeneração óssea guiada em implantologia dentária). Londres: quintessence, 1995: 49100.

12. McKay I, Leigh I. Growth factors: A practical approach. Oxford: Oxford University Press, 1993.

13. Sporn MB, Todaro GJ: Secreção autócrina e transformação de células malignas. N Engl J Med 1980; 303:878-80.

14. Berridge MJ, Brown KD, Irvine RF, Heslop JP. Phosphoinositides and cell proliferation (Fosfoinositídeos e proliferação celular). J Cell Sci 1985;Suppl 3:187-98.

15. Pfeilschifter P: Transforming growth fator beta. In: Habenicht A, ed. Growth factors, differentiation factors, and cytokines. Berlim: Springer-Verlag, 1990:56-64.

16. Itoh N, Mima T, Mikawa T.: A perda de receptores do fator de crescimento dos fibroblastos é necessária para a diferenciação terminal dos músculos dos membros embrionários. Desenvolvimento 1996; 122:291-300.

17. Cochran BH, Reffel AC, Stiles CD: Clonagem molecular de sequências de genes regulados pelo fator de crescimento derivado das plaquetas. Cell 1983; 33:939-47.

18. Taylor CW. Factores de crescimento e metabolismo do polifosfoinisitide. In: Habenicht
A, ed: Growth factors, differentiation factors, and cytokines. Berlim: Springer-Verlag,

1990:382-94.

19. Betsholtz, C., Johnsson, A., Heldin, C.H., Westermark, B., Lind, P., Urdea, M.S., Eddy, R., Shows, T.B., Philpott, K. e Mellor, A.L. : sequência de cDNA e localização cromossómica da cadeia A do fator de crescimento derivado das plaquetas humanas e sua expressão em linhas celulares tumorais. Nature : 1986 ; 320 : 695-699.

20. Heldin, C.H. e Westermark, B.: Mechanism of action and in vivo role of platelet-derived growth fator. Physiol Rev. 1999. 79: 1283-1316.

21. Bergsten, E., Uutela, M., Li, X., Pietras, K., Ostman, A., Heldin, C.H., Alitalo, K. e Eriksson, U. PDGF-D é um ligando específico ativado por protease para o recetor PDGF. Nat. Cell Biol. 2001; 3: 512-516.

22. Li X, Eriksson U. <u>Novos membros da família PDGF: PDGF-C e PDGF-D.</u> Cytokine Growth Fator Rev. 2003 Apr ; 14(2):91-8. Revisão.

23. Karring T, Nyman S, Lindhe J.: Cicatrização após implantação de raízes afectadas por periodontite em tecido ósseo. J Clin Periodontol. 1980 Abr;7(2):96-105.

24. Stein LE: Efeitos do soro, do fator de crescimento de fibroblastos e do fator de crescimento derivado de plaquetas em explantes do tendão da cauda do rato: Um estudo morfológico. Ata Anat 1985; 123:247-52.

25. Seppa H, Grotendorst G, Seppa S, Schiffmann E, Martin GR : O fator de crescimento derivado das plaquetas é um quimiotractante para os fibroblastos. J Cell Biol 1982 ; 92:584-8.

26. Tennant M, McGeachie JK: Fator de crescimento derivado das plaquetas e o seu papel na aterogénese: uma breve revisão. Aust NZ J Surg 1991; 61:482-8.

27. Pfeilschifter P: Transforming growth fator beta. In: Habenicht A, ed. Growth factors,

differentiation factors, and cytokines. Berlim: Springer-Verlag, 1990:56-64.

28. Rutherford RB, Sampath TK, Rueger DC, Taylor TD: A utilização de proteína osteogénica bovina para promover a rápida osseointegração de implantes dentários endósseos. Int J Oral Maxillofac Implants 1992; 7:297-301.

29. Lynch SE. Williams RC. Poison AM, Howell TH. Reddy MS. Zappa UE. Antoniades HN: Uma combinação de factores de crescimento derivados de plaquetas e semelhantes à insulina melhora a regeneração periodontal. J Clin Periodontol 1989 : 16 : 545-548.

30. Giannobile WV. Ligações cruzadas de piridinolina do C-telopeptídeo. Indicadores sensíveis da destruição dos tecidos periodontais. Ann N Y Acad Sci. 1999 Jun 30; 878:404-12. Revisão.

31. Lynch SE: Técnicas de regeneração óssea na região orofacial. In: regeneração e reparação óssea: biologia e aplicações clínicas. Humana press ; 2005:359390.

32. Nash EJ, Howlett CR, Martin C, Steele J, Johnson KA, Hicklin DJ: Efeito do fator de crescimento derivado das plaquetas nas osteotomias da tíbia em coelhos. Bone 1994; 15:203.

33. Howell, Joseph P, David W, Steven, Williams V e Samuel Lynch,: Um ensaio clínico de fase I/II para avaliar uma combinação de fator de crescimento derivado de plaquetas humano recombinante BB e fator de crescimento semelhante à insulina humana recombinante-1 em pacientes com doença periodontal, J.Periodontol 1997;68:1186-1193.

34. Nevins Myron, Marcelo Camelo, Marc L. Nevins, Robert K. Schenk, e Samuel E. Lynch, Regeneração periodontal em humanos utilizando o fator de crescimento derivado de plaquetas humanas recombinantes (rhPDGF-BB) e osso alogénico, J Periodontol 2003;74:1282-1292.

35. Nevins Myron, James Hanratty, Samuel Lynch: Resultados clínicos utilizando o fator de crescimento derivado de plaquetas humano recombinante e o aloenxerto ósseo liofilizado mineralizado em defeitos periodontais, Int J Periodontics Restorative Dent. 2007;27;421-427.

36. Nevins Myron, William V. Giannobile, Michael K. McGuire, Richard T. Kao, James T. Mellonig, James E. Hinrichs, Bradley S. McAllister, : Platelet-derived growth fator stimulates bone filling and rate of attachment gain: Results of a large multicentre randomised controlled trial. J Periodontol 2005;76:2205-2215.

37. McGuire Micheael, Richard T.Kao, Myron Nevins, Samuel Lynch- rhPDGF-BB promove a cicatrização de defeitos periodontais: observação clínica e radiográfica ao longo de 24 meses. Int J Periodontics Restorative Dent. 2006; 26; 223-231.

38. Ridgeway Heather, James T. Mellonic, Devid L. Cochran: Avaliação clínica e histológica humana do fator de crescimento derivado de plaquetas humanas recombinantes e do fosfato de betatricálcio para o tratamento de defeitos ósseos periodontais. Int J Periodontics Restorative Dent. 2008; 28; 171-179.

39. Kiritsy CP, Lynch AB, Lynch SE: Papel dos factores de crescimento na cicatrização de feridas cutâneas: uma revisão. Crit Rev Oral Biol Med. 1993; 4(5):729-60.

40. Giannobile WV, Hernandez RA, Finkelman RD, Ryan S, Kiritsy CP, D'Andrea M, Lynch SE: Efeitos comparativos do fator de crescimento derivado de plaquetas-BB e do fator de crescimento semelhante à insulina-I, individualmente e em combinação, na regeneração periodontal em Macaca fascicularis. J Periodontal Res. 1996 Jul;31(5):301-12.

41. Heldin CH, Westermark B: Fator de crescimento derivado das plaquetas: mecanismo de ação e possível função in vivo. Cell Regul. 1990 Jul ; 1(8):555-66.

42. Dennison DK, Vallone DR, Pinero GJ, Rittman B, Caffesse RG: Efeito diferencial de

TGF-beta 1 e PDGF na proliferação de células do ligamento periodontal e fibroblastos gengivais. J Periodontol. 1994 Jul; 65(7):641-8.

43. Oates TW, Rouse CA, Cochran DL: Efeitos mitogénicos dos factores de crescimento nas células do ligamento periodontal humano in vitro. J Periodontol 1993; 64:142-8.

44. Green RJ, Usui ML, Hart CE, Ammons WF, Narayanan AS: Imunolocalização das cadeias A e B do fator de crescimento derivado das plaquetas e dos receptores PDGF-alfa e beta em feridas gengivais humanas. J Periodontal Res. 1997 Feb;32(2):209-14.

45. Jiang D, Dziak R, Lynch SE, Stephan EB: Modificação de uma matriz mineral óssea bovina inorgânica osteocondutora com factores de crescimento J Periodontol. 1999 Aug ; 70(8):834-9.

46. Brunsvold MA, Lasho DJ: Lacerações cementárias relacionadas com doença periodontal localizada grave.Pract Periodontics Aesthet Dent. 2000 Jun-Jul; 12(5):536, 539-40.

47. Yukna RA, Callan DP, Krauser JT, et al: Avaliação clínica multicêntrica da combinação de matriz de hidroxiapatite anorgânica derivada de bovino (ABM)/peptídeo de ligação celular (P-15) como material de enxerto de substituição óssea em defeitos ósseos periodontais humanos. Resultados de 6 meses. J Periodontol 1998; 69: 655-663.

48. Gamal AY, Mailhot JM: O efeito da administração local de PDGF-BB na fixação de fibroblastos do ligamento periodontal humano às superfícies radiculares afectadas pela periodontite - in vitro. J Clin Periodontol 2000; 27: 347-353.

49. Ojima Y, M Mizuno, Y Kuboki, T Komori : Efeito in vitro do fator de crescimento derivado de plaquetas-BB na síntese de colagénio e na proliferação de células do ligamento periodontal humano. Oral Diseases (2003) 9, 144-15.

50. Cooke JW, Sarment DP, Whitesman LA, Miller SE, Jin Q, Lynch SE, Giannobile WV: Efeito da administração de rhPDGF-BB nos mediadores da reparação de feridas periodontais. Tissue Eng. 2006 Jun;12(6):1441-50.

51. Sarment DP, Cooke JW, Miller SE, Jin Q, McGuire MK, Kao RT, McClain PK, McAllister BS, Lynch SE, Giannobile WV: Efeito do rhPDGF-BB na renovação óssea durante a reparação periodontal. J Clin Periodontol. 2006 Feb;33(2):135-40.

52. Ridgeway Heather, James T. Mellonic, Devid L. Cochran: Avaliação clínica e histológica humana do fator de crescimento derivado de plaquetas humanas recombinantes e do fosfato de betatricálcio para o tratamento de defeitos ósseos periodontais. Int J Periodontics Restorative Dent. 2008; 28; 171-179.

53. Camelo M, Nevins ML, Schenk RK, Lynch SE, Nevins M: Regeneração periodontal em furca de classe II humana utilizando o fator de crescimento recombinante derivado de plaquetas humanas purificado (rhPDGF-BB) com aloenxerto ósseo. Int J Periodontics Restorative Dent. 2003 Jun;23(3):213-25.

54. Mellonig James T., Maria del Pilar Valderrama, David L. Cochran: Avaliação clínica e histológica do fator de crescimento derivado de plaquetas humano recombinante combinado com fosfato tricálcico beta para o tratamento de defeitos de furca de classe III humana. Int J Periodontics Restorative Dent 2009;29:169-177.

55. Roccuzzo M, Bunino M, Needleman I, Sanz M: Cirurgia plástica periodontal para o tratamento da recessão gengival localizada: uma revisão sistemática. J Clin Periodontol. 2002; 29 Suppl 3:178-94; discussão 195-6. Revisão.

56. McGuire Micheael, Richard T.Kao, Myron Nevins, Samuel Lynch- rhPDGF-BB promove a cicatrização de defeitos periodontais: observação clínica e radiográfica ao longo

de 24 meses. Int J Periodontics Restorative Dent. 2006; 26; 223-231.

57. McGuire MK, Scheyer T, Nevins M, Schupbach P: Avaliação de defeitos de recessão humana tratados com retalhos avançados coronalmente e fator de crescimento humano derivado de plaquetas recombinante purificado-BB com fosfato beta-tricálcico ou tecido conjuntivo: um exame histológico e tomográfico microcompensado. Int J Periodontics Restorative Dent. 2009 Feb;29(1):7-21.

58. Schwarz Frank, Martin Sager, Daniel Ferrari, Ilja Mihatovic e Jurgen Becker: Influence of Recombinant Human Platelet-Derived Growth Fator on Lateral Ridge Augmentation Using Biphasic Calcium Phosphate and Guided Bone Regeneration A Histomorphometric Study in Dogs J Periodontol 2009;80:1315-1323 (Influência do fator de crescimento derivado de plaquetas humano recombinante no aumento do rebordo lateral utilizando fosfato de cálcio bifásico e regeneração óssea guiada).

59. Nevins Marc L., Marcelo Camelo, Peter Schupbach, David M. Kim, João Marcelo Borges Camelo, Myron Nevins,: Avaliação histológica em humanos do substituto ósseo de colagénio mineralizado e do fator de crescimento derivado de plaquetas recombinante-BB para criar osso para a colocação de implantes em defeitos de alvéolos de extração aos 4 e 6 meses: um estudo

Série de casos. Int J Periodontics Restorative Dent 2009; 29:129-139.

60. Simion Massimo, Isabella Rocchietta, Claudiea Dellavia : Aumento tridimensional do rebordo com xenoenxerto e fator de crescimento derivado de plaquetas humano recombinante-BB em humanos: relato de dois casos. Int J Periodontics Restorative Dent 2007; 27:109-115.

61. Fagan Mark C., Randolph E. Miller, Samuel E. Lynch, Richard T. Kao Aumento simultâneo de tecidos duros e moles para a preparação do local do implante utilizando o fator de crescimento derivado de plaquetas humanas recombinantes: relato de um caso

humano. Int J Periodontics Restorative Dent 2008;28:37-43.

62. Byun Ho-Young, Hom-Lay Wang,: Aumento ósseo em sanduíche utilizando fator de crescimento derivado de plaquetas humanas recombinantes e aloplastos de fosfato beta-tricálcico: relato de caso Int J Periodontics Restorative Dent 2008;28:83-87.

63. Caffesse RG, Smith BA, Castelli WA, Nasjleti CE: Nova fixação obtida por regeneração tecidular guiada em cães beagle. J Periodontol. 1988 Sep ; 59(9):589-94.

64. Laurell L, Bose M, Graziani F, Tonetti M, Berglundh T.: A estrutura dos tecidos periodontais formados após a terapia de regeneração tecidular guiada de defeitos intra-ósseos no macaco. J Clin periodontol. 2006 Aug;33(8):596-603.

65. Brunsvold MA, Lasho DJ: Lacerações cementárias relacionadas com doença periodontal localizada grave.Pract Periodontics Aesthet Dent. 2000 Jun-Jul; 12(5):536, 539-40.

66. Karring T, Lindhe J, Cortellini P.: Terapia periodontal regenerativa. In: Lindhe J, Karring T, Lang NP, eds. Clinical Periodontology and implant dentistry (Periodontologia clínica e dentisteria de implantes). Copenhaga: Blackwell Munksgaard; 2003: 650-704.

67. Weiksjo U N, Polimeni G, Xiropaidis A, Stavropoulos A: Cicatrização/regeneração de feridas periodontais. In: Sculean A, ed. Periodontal regeneration (Regeneração periodontal), Berlim, Quintessence, 2009; no prelo.

68. ᵗʰMahajan, Book method in Biostatistics 5 ED, Nova Deli, Jaypee Brothers 1991: 128-153.

69. Buck B, Resnick L, Shah S M, Malinin T I.: Vírus da imunodeficiência humana cultivado a partir de osso. Implicações para o transplante. Clin. Ortho. 1990; 249-253.

70. Kent JN, Zide MF, Kay JF, Jarcho M.: Blocos e partículas de hidroxilapatite como substitutos de enxertos ósseos em cirurgia ortognática e reconstrutiva. J Oral Maxillofac Surg. 1986 Aug ; 44(8):597-605.

71. Jarcho M.: Calcium phosphate ceramics as hard tissue prosthetics. Clin Orthop Relat Res. 1981 Jun;(157):259-78.

72. Heide K, Schwick HG: <u>Prevenção e terapia com imunoglobulina</u>. Internist (Berl). 1974 Sep; 15(9):465-70.

73. Ogose A, Kondo N, Umezu H, et al : Avaliação histológica em enxertos de beta fosfato tricálcico altamente purificado (OSferion) em ossos humanos. Biomaterials 2006; 27:1542-1549.

74. Stahl SS, Froum S: Avaliação histológica das respostas de cicatrização intra-óssea humana à colocação de implantes de cerâmica de fosfato tricálcico. I. 3-8 meses. J Periodontal. 1986 ; 57:211-217.

75. Trisi Paolo, Walter Rao,Alberto Rebaudi,Peter Fiore: Efeito Histológico do Beta-Tricálcio Fosfato de Fase Pura na Regeneração Óssea em Defeitos de Maxila Artificial Humana. Int J Periodontics Restorative Dent 2003;23:69-77.

76. Stavropoulos Andreas, Peter Windisch, Dora Szendroi-Kiss, Anton Sculean : Avaliação clínica e histológica do fosfato tricálcico beta granular para o tratamento de defeitos periodontais intra-ósseos humanos. Um Relatório de Cinco Casos Jornal de Periodontologia ; Copyright 2009 DOI : 10.1902/jop.2009.090386.

77. Peter Susan J., Seth T. Miller, Guoming Zhu, Alan W. Yasko, Antonios G. Mikos : Degradação in vivo de um scaffold compósito injetável de poli(fumarato de propileno)/b-fosfato tricálcico Prémio de Investigação para Estudantes na Categoria de Candidatos a

Doutoramento, Society for Biomaterials 24th Annual Meeting San Diego, CA, 1998, abril, 22-26,.

78. Tamura Kazuaki, Shuichi Sato, Mamoru Kishida, Shoichi Asano, Masakazu Murai e Koichi Ito: A utilização de blocos de fosfato de P-Tricálcio poroso com plasma rico em plaquetas como biomaterial de enxerto ósseo onlay. J Periodontol 2007;78:315- 321.

79. Eslaminejad Mohamadreza Baghaban, Hamid Mirzadeh, Yossef Mohamadi e Aghbibi Nickmahzar: Diferenciação óssea de células estaminais mesenquimatosas derivadas da medula óssea utilizando scaffolds híbridos de fosfato tricálcico-alginato-gelatina. J Tissue Eng Regen Med 2007; 1: 417-424.

80. Ongpipattanakul Boonsri, Tue Nguyen, Thomas F. Zioncheck, Rita Wong, Gary Osaka,Leo DeGuzman,4Wyne P. Lee,4L. Steven Beck : Desenvolvimento de uma pasta de fosfato tricálcico/amilopectina combinada com o fator de crescimento transformador humano recombinante beta 1 como material de enchimento de defeitos ósseos J Biomed Mater Res, 1997, 36, 295-305.

81. Yosei OI, Mikio OTA, Shigeki Yamamoto, Yoshihiro Shibukawa e Satoru Yamada: A combinação de fosfato p-tricálcico e fator de crescimento de fibroblastos básicos melhora a regeneração periodontal em defeitos intra-ósseos em cães Dental Materials Journal 2009 ; 28(2) : 162-169.

82. Kuo Shyh Ming, Shwu Jen Chang, Gregory Cheng-Chie Niu, Cheng-Wen Lan, Wen Tai Cheng, Chen Zen Yang: Regeneração de tecidos guiada com utilização de membrana composta de P- TCP/Chitosan. J Appl Polym Sci 112 : 3127-3134, 2009.

83. Al-Zube Loay, Eric A. Breitbart, J. Patrick O'Connor, J. Russell Parsons, Gino Bradica, Charles E. Hart, Sheldon S. Lin: O Fator de Crescimento Derivado de Plaquetas Humano Recombinante BB (rhPDGF-BB) e a Matriz de Fosfato de Beta-Tricálcio/Colagénio Melhoram a Cicatrização num Modelo de Fratura de Rato Diabético. J

Orthop Res2009 ; 27:10741081.

84. Murai M, Sato S, Koshi R, Yokoyama K, Ikeda K, Narukawa M, Takayama T, Yoshinuma N, Ito K.: <u>Efeitos do derivado da matriz de esmalte e do fosfato beta-tricálcico no aumento ósseo dentro de uma capa de titânio na calvária de coelhos.</u> J Oral Sci. 2005 Dec ; 47(4):209-17.

85. Dori Ferenc, Nicole Arweiler, Istva'n Gera e Anton Sculean: Avaliação clínica de um derivado proteico da matriz do esmalte combinado com um mineral ósseo natural ou com fosfato de P-Tricálcio. J Periodontol 2005; 76:2236-2243.

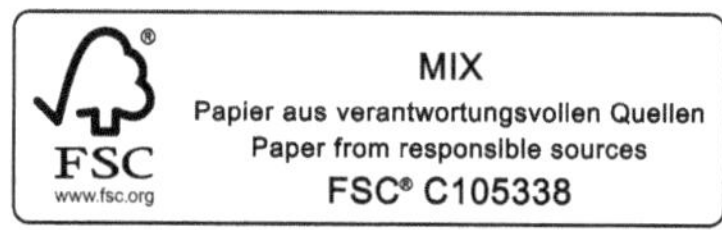

Printed by Books on Demand GmbH, Norderstedt / Germany